股骨头坏死黄氏疗法病例图谱

Case atlas of Huang's treatment for
femoral head necrosis

黄克勤 黄 辉 黄 宏 编著

全国百佳图书出版单位
中国中医药出版社
·北 京·

图书在版编目（CIP）数据

股骨头坏死黄氏疗法病例图谱 / 黄克勤，黄辉，黄宏编著 . -- 北京：中国中医药出版社，2024.4
ISBN 978-7-5132-8522-3

Ⅰ . ①股… Ⅱ . ①黄… ②黄… ③黄… Ⅲ . ①股骨颈—坏死—中医疗法—图谱 Ⅳ . ① R274.918-64

中国国家版本馆 CIP 数据核字 (2023) 第 207615 号

中国中医药出版社出版
北京经济技术开发区科创十三街 31 号院二区 8 号楼
邮政编码　100176
传真　010 - 64405721
北京盛通印刷股份有限公司印刷
各地新华书店经销

开本 889×1194　1/16　印张 10.75　字数 222 千字
2024 年 4 月第 1 版　2024 年 4 月第 1 次印刷
书号　ISBN 978-7-5132-8522-3

定价　69.00 元
网址　www.cptcm.com

服 务 热 线　010-64405510　　微信服务号　zgzyycbs
购 书 热 线　010-89535836　　微商城网址　https://kdt.im/LIdUGr
维 权 打 假　010-64405753　　天猫旗舰店网址　https://zgzyycbs.tmall.com

《股骨头坏死黄氏疗法病例图谱》

编委会

编　　著　黄克勤

　　　　　黄　辉　黄　宏

协助编写　赵英君

图像编辑　周　贺

前言

我是黄克勤的长女，也是股骨头坏死新疗法——"黄氏疗法"的传承人之一。作为命中注定被带入中医药这一行的人，我最引以为豪的事情就是有机会跟随父亲参与这个疗法的研究及诊疗全过程。这无疑是我一生的骄傲与自豪。从股骨头坏死研究所，到北京皇城股骨头坏死专科医院和吉林市股骨头坏死专科医院的成立，我亲眼见证了父亲探索并创立无开刀无痛新疗法的历程，亲自见证了这一疗法治愈了众多股骨头坏死的患者。这种方法能使晚期、重症股骨头坏死逆转、修复、功能再现，病例统计结果显示，共有32531名患者走上了康复之路，其中有来自全国各地的患者，也有来自世界46个国家和地区的患者。数字可以说明一些问题，可以让读者对股骨头坏死"黄氏疗法"形成初步的感性认识。但是，完整的过程和全部的理性表述还需要使用更为详细的文字来进行诠释。

出版本书最重要的是什么？它的意义何在？我认为，本书完全是基于黄克勤教授大量的骨科医疗实践和科研成果而产生的。因此，本书是实践的结晶产物。本书通过图像增强技术和分阶段收集及整理181名典型病例，并以X线片图谱的方式展示了治疗股骨坏死多种类型病患的骨结构逆转、修复变化情形。这使得读者，特别是专业医务工作者对股骨头坏死的逆转、修复形成了深刻的理性认识。这对把握诊治全过程具有重要的价值和借鉴作用。如果说黄克勤教授先前出版的《股骨头坏死非手术治疗学》是理论篇，《实用股骨头坏死诊治》是实践篇，那么本书就是"黄氏疗法"的成果篇。因此，我极力推荐医务工作者将本书与上述两书结合应用，以提高临床应用价值。

编著出版本书，是父亲黄克勤生前的最后一个工作目标，病魔没给老人家足够的时间完成他最后的愿望，辞世前还叮嘱我一定要完成编著出版。历经3年，我按着父亲的指引，完成了编著工作，现在本书即将出版，在此我要告诉父亲，您发展中医药事业、传播中医药技术的最后一个愿望现在实现了！同时我要借此机会，表达对父亲的深切缅怀！我无形中觉得他老人家一直在我身旁，在指导我从事医院医务管理和行医。他那热情而严谨的医风，一直激励着我前行。父亲一生获得过很多荣誉：1992 年享受国务院政府特殊津贴，1995 年吉林省政府授予其"吉林省名中医"称号，2017 年北京市卫生和计划生育委员会、北京市中医管理局授予黄克勤"首都国医名师"荣誉称号。曾任深圳大学骨伤推拿专业教授和北京针灸骨伤学院骨伤系客座教授。父亲的论文及业绩被载入《中国当代发明家大辞典》《中国中医药名人录》《中国专家人才库》和《尤里卡世界发明家名人录》。曾任世界中医骨伤科联合会常务副主席、中国骨伤人才学会常务副会长和国际华佗中医学院教授。

在父亲身上，我看到了一个受荣誉光环照耀后仍然努力工作的医者精神。自 20 世纪 80 年代初开始，父亲致力于研究当时被认为是无解的股骨头坏死，并开创了一条实现非手术、无痛、逆转修复这种病症的新途径。经过多年的研究和医疗实践，他提出了应力集中损伤骨结构，影响骨内微循环，导致股骨头受损的病理机制。他逐渐形成了"结构修复、气血自通、动态模造、骨壮筋柔"的学术理念。在中医学理论的指导下，他自主研发了治疗股骨头坏死的系列中成药，在保护髋关节完整的前提下，利用中药激活骨组织固有的修复能力，治疗晚期股骨头坏死，从而实现"结构修复、气血自通、骨壮筋柔、功能再现"的目标。他运用中医整体观和平衡观研究股骨头坏死的修复，发现这是一个复杂的髋关节重建过程，需要全面治疗，包括几何形状、内部结构、力学性能、骨内循环、运动功能、软骨重建、骨的力电特性、髋关节功能适应模造、头臼塑形等多个方面。因此，单一的方剂治疗不能收到良好的疗效。基于长期的临床观察和动物实验，父亲研制出中成药承载丸、红宝散、珍芪散、生骨散等系列方剂，并获得了多项国家发明专利。这是父亲对中医药理论的一大丰富，也为晚期股骨头坏死的治疗提供了一种新的方案。他用医学实践开创了一条全新的股骨头坏死治疗道路，是中医学事业不断进步的一个缩影。

黄克勤教授根据 Wolff 定律和力电效应原理及中医经络学说，设计了股骨头坏死治疗仪。该仪器能够按照人体骨轴线和经穴将药物中的有效成分聚集到股骨头部位，以增强药物在病灶处的活性作用。它能改善髋关节内生物电化学环境和骨内应力状态，调整成骨细胞和破骨细胞在重建中的作用，使股骨头内丢失的微量元素成分得以补充，从而达到扶正固本、煨朽骨、生新骨、骨壮筋柔的效果。该治疗仪最早于 1994 年 3 月获得专利号。此外，黄氏疗法中的"髋关节动态模造八法""骨盆结构平衡调整法"以及"髋关节揉筋松解按摩法"等辅助治疗疗效显著，形成了一整套完整的治疗体系。经过确切的疗效证明，父亲提出的以激活骨修复重建为核心的治疗方案非常成功，这是他对中医药专病治疗的一大贡献。1995 年，国家科委成果办发文向全国推广"股骨头坏死治疗新技术"，并举办了学习班，向全国各有关单位推广。2002 年 2 月，北京市中医管理局将北京皇城股骨头坏死专科医院列入北京市中医管理局的重点专科（专病）医院。2003 年 8 月，国家中医药管理局办公室印发文件，批准北京皇城股骨头坏死专科医院的股骨头坏死诊疗方法为年度中医药科技成果推广项目。2017 年，"股骨头坏死中医药专科治疗"和"膝关节骨性关节炎中医药治疗"入选北京市中医管理局发布的"首批 30 个北京中医药国际医疗旅游服务包项目"。这些官方文件都是在一系列检查验收后批准下发的，充分肯定了该治疗方法的疗效，无疑是对黄氏疗法的认可。本书中所列的 430 多张图谱是黄氏疗法可见性和实际疗效的理性见证，展示了该治疗方法所积累的实际诊疗经验。我们非常乐意将此与读者分享，并代表黄克勤教授与同行专家一起探讨。

黄克勤教授是当代医学界的杰出人物，他不仅具备卓越的医学技术，更像一名匠人，专注于不断完善自己的股骨头坏死系列疗法，并且注重使其具有更直观的临床诊断效果。传统的 X 线片是黑白的，多年的诊疗经验告诉他，一味地借助 X 线片往往会错过早期诊断，延迟治疗修复的最佳时机。特别是在治疗过程中，传统的 X 线片不足以准确衡量、判断髋关节骨量及骨结构逆转、修复的微小变化，这成为医生治疗方案制定的难点。为了满足医生的诊断需求，他主持研发的"骨伤科 X 线片计算机图像处理系统"和"HY-2 型股骨头坏死治疗仪"被确立为吉林省科技成果。该系统能对坏死的股骨头进行计算机遥感量化定性分析处理，提前 9 ～ 12 个月做出诊断结果，争取了治疗时间。同时，它可以帮助医生掌握治疗过程中股骨头所发生的微小变化，这是临床诊断学的一项重大突破。他的成就不仅在于提出了行之有效的股骨头坏死新疗法，更在于他在医学领域艰苦攀登、锲而不舍的精神和卓越的创新能力。

黄氏疗法是建立在中医传统基础之上、始终坚持自主创新，融合计算机和物理电疗等现代技术的一种综合治疗方法，具有明确的诊治标准。《股骨头坏死黄氏疗法病例图谱》一书总结了"黄氏疗法"在医疗实践中的丰富经验，但难免存在不足之处，恳请广大读者及同行指正！

在此，要感谢黄克勤教授对股骨头坏死专病专治所作出的卓越贡献！同时，也要感谢所有曾经参与为黄氏疗法的科研提供帮助和贡献的专家和同行们！最后，再次感谢读者的支持与关注！

北京皇城股骨头坏死专科医院院长

黄　辉

2024 年 2 月

编写说明

　　本书选取了 3 ～ 4 期晚期重症股骨头坏死真实典型病例，并经过作者采用黄氏疗法治疗，使这些晚期坏死的股骨头得到修复和功能再现。书中将股骨头坏死细分为 15 种类型，181 例病例，包括计算机图像处理后的 X 线片，在治疗前后展示了骨小梁、骨结构、骨密度的修复状态，有力地证实了黄氏疗法对中、晚期重症股骨头坏死的治疗效果。黄氏疗法突破了手术置换假体是唯一方法的论断，发挥了中医学的优势。因此，本书以实际病例的诊治过程，取名为《股骨头坏死黄氏疗法病例图谱》，突出了黄氏疗法治疗股骨头坏死的临床疗效。

　　目前，关于致残率颇高的股骨头坏死，医学界已经形成了两种不同的治疗观点。一种是在中医学术思想指导下，采用中医疗法，激发生物体内固有的修复属性，改善修复环境，保存髋关节结构的完整性，促进骨修复与功能重建。另一种是欧美医学在"还原论""物理决定论"的影响下，采用置换人工关节、假体替代疗法，被认为具有"无与伦比"的优势。然而，实践证明，这种置换手术存在一些并发症，如骨水泥中毒、猝死、大血管损伤、脂肪栓塞和骨髓栓塞、神经损伤、骨折等，"自损八百"的问题不容忽视。

　　黄氏疗法的总体思路是综合运用中医学理论和现代科学技术，突破医学定论，汲取多边学科知识，不断完善股骨头坏死的修复环境进行治疗。黄氏疗法将股骨头坏死的修复看作是一项复杂的、系统的髋关节重建、重塑修复工程，包括几何形状、内部结构、力学性质、运动功能、骨内循环、骨的力电性质及功能适应性模造塑形重建等。因此，治疗必须采用综合治疗方法，而非单纯的用药。

　　黄氏疗法的特点在于发挥中医药的优势，自主创新，以疗效确切为目标，通过调整髋关节功能失衡状态，激发成骨细胞和破骨细胞在骨修复中的作用，构建良好的修复环境，促进结构修复、气血自通，使股骨头在囊内修复并重建功能。黄氏疗法注重保持髋关节的完整性，改善股骨头内化学成分、物理结构，以及纠正骨内电位差等问题。此外，黄氏疗法也强调综合治疗的重要性，而非使用一方一药可治愈的方式来对待疾病。

黄氏疗法的治疗机制是多方面的。首先，运用中医学"扶正固本"的理论，促进骨细胞的代谢和骨结构的修复重建。其次，Wolff 定律理论认为，骨的应力决定骨的生长、发育和骨的形态，因此黄氏疗法中也注重运用适当的骨应力促进骨修复。再次，在黄氏疗法中，骨及软骨的力电特性也被充分考虑，骨内应力产生电位（SGP）可以引起细胞反应，导致骨生长，从而促进骨修复。此外，黄氏疗法还运用中医经络学说，通过调理人体经络来促进气血畅通，加速伤口愈合和骨的修复。根据骨力学和骨超微结构损伤学理论，应力集中可导致骨结构破坏，因此在黄氏疗法中也采用了相应的减轻骨应力的方法。最后，运用中医学修复理论，改善骨坏死的修复环境，辅以"化腐生新、煨脓长肉"的学术观点，祛腐生新，骨壮筋柔。在此基础上，黄氏疗法可以取得较好的治疗效果。

髋关节修复时需要遵循以下规范则：第一，保持髋关节受力状态的相对稳定，在髋臼和股骨头的相对运动中，实现髋关节适应功能性的重建、重塑。在此过程中，应避免明显的加速度（包括线加速度和角加速度），不要使已受损的骨组织受到超承载能力的应力。第二，创造适时、适度的力环境。以股骨头为生物材料，其几何形式、空间结构、强度和密度分布与应力状态相适应。因此，髋关节的力学状态及设定的力环境应作为一种信息收入反馈系统，并根据适应功能性状态下的需要来调整力环境，促进骨结构的重建。第三，科学分配再造应力。当生物体内固有修复属性无法修复坏死的股骨头时，就必须适时施加再造应力，遵循应力 - 力电法则，以加速骨组织的重建速度和提高重建质量。科学地分配再造应力可以有效加速股骨头坏死的修复，提高骨结构重建质量。

髋关节康复理念：黄氏疗法应结合股骨头坏死不同类型、骨组织破坏程度、生理功能丧失程度、患者年龄、职业、身体综合素质和患者对自己髋关节修复的要求等因素，全面认真地研究治疗方案，设计正确的康复标准。康复标准的实现必须让患者认真理解与配合，医患双方共同努力，才能争取达到康复目标。在适应功能性的力学环境中完成股骨头的重建和重塑，提高患者的生活质量，而不是仅以同正常股骨头在解剖学、组织学、形态学的几何尺寸相同的克隆或复制为目标。

股骨头坏死的修复主要包括以下要素：①重建骨结构。②恢复股骨头供血。③纠正电位差，改善骨内生物电化学环境的紊乱状态。④提高骨小梁力学性能。⑤补充股骨头内丢失的微量元素。⑥清除骨细胞和软骨细胞内积累的脂肪滴。⑦修复股骨头软骨，重塑股骨头形态。⑧重建髋关节功能适应性力环境。⑨调整成骨细胞和破骨细胞在修复中的作用。⑩动态模造，力电适应，骨壮筋柔，重现功能。

髋关节康复目标如下：

1. 综合素质标准：①提高患者身体素质。②改善患者精神状态。③适应患者职业技能。④达到患者在社会综合环境中的较好适应状态。

2. 骨结构重建标准：①清除死骨，替代新骨，重建股骨头几何特征的骨小梁分布适应。②适应功能性重建和重塑的双面球形关节结构。③确保骨小梁强度、密度和刚性，以适应承载和运动功能的力环境。

3. 运动功能标准：①肌力：改善或恢复肌肉自身的收缩和伸张能力，使其正常运作。②稳定：当股骨头形心与髋臼相对位移时，保持在功能适应性重建范围内的稳定性。③灵活：髋关节周围肌群对神经传导作出重建后的生理反应，以促进灵活性。④协调：下肢运动或维持在一定位置时，髋关节肌群能够协调响应以完成修复后的生理功能。⑤平衡：髋关节间的反力与相关的肌力构成重建后的平衡力系。⑥耐久：确保髋关节骨组织的修复适应功能状态下的力学性能和形态。⑦无痛：确保髋关节在生理功能状态下没有病理反应。⑧形态：股骨头形态的修复绝不是同正常股骨头形状的再现的克隆复制；痊愈的标准，应该是髋关节重建适应力环境的生理功能的改善或正常。

黄氏疗法自主创新的核心技术如下：

1. 股骨头坏死图像分析系统。股骨头坏死图像分析系统依据人眼视觉理论、颜色空间理论和计算机技术，将人眼难以分辨的 X 线灰度及病理变化转化为可辨认的图像和信息。该系统可提供股骨头结构、几何形状、物理特征、骨小梁形态变化的诊断修复依据。在股骨头坏死的早期识别方面具有重要意义，可提前 9～12 个月诊断病患的股骨头坏死程度，并进行定量分析病变的程度、部位及转归。

2. 股骨头坏死治疗仪。股骨头坏死治疗仪是一种获得专利技术的治疗设备，根据 Wolff 定律和电效应的原理设计而成。该设备可以改善髋关节内电化学环境和骨内应力状态，使股骨头内丢失的微量元素成分得以补充，调整成骨细胞和破骨细胞在骨重建中的作用，提高骨小梁的强度、密度、刚性，增加骨量，改善骨内循环和力学性能。股骨头坏死治疗仪是一种新技术，是与理疗和外科手术等不同且不可替代的治疗方法。该治疗仪曾被列为北京市火炬计划项目。

3. "承载丸"系列中药。"承载丸"是一种中药，可促进细胞和机体的生长发育和骨代谢过程，提高骨骺板无机焦磷酸酶的活性，增多细胞层次，促进垂体生长激素细胞甲状旁腺细胞增加，具有明显促进骨生长和钙化作用。该中药可以干预激素引起的骨坏死并预防其发生，作用确切。另外，外用中药红宝散、生骨散、珍芪散等可通过股骨头坏死治疗仪向股骨头内释放中药有效成分，达到疏通筋络、活血化瘀、除朽骨生新骨的功效。

4.髋关节动态式模造方法。髋关节动态式模造方法基于骨内应力产生电位实验发现，并归结为压电效应和动电现象，可以引起细胞反应。即髋关节内的应力状态决定骨的重建。该方法遵循髋关节功能适应性动态模造理论，可以促进股骨头与髋臼结构的重塑和重建。

5.骨盆结构平衡调整法。骨盆结构平衡调整法针对股骨头坏死后出现的骨盆结构改变而设计。在股骨头坏死后，骨盆往往会倾斜，造成脊柱生理弯曲异常、下肢不等长，并导致双侧髋关节负重不均匀等并发症。该方法应用"骨盆结构调整法"与专利技术相配合治疗股骨头坏死，实现骨盆正，脊柱直（恢复或接近生理弯曲），闭孔等圆，三线水平。这种方法能有效纠正因骨盆倾斜所带来的各种并发症，促进股骨头的修复。

6.髋关节揉筋松懈按摩法。髋关节揉筋松懈按摩法是一种通过中医不同手法，"按其皮肤，达其肌理，透其筋骨，作用于病所"的方法，可以疏通经络、解痉散结、理气止痛。该方法是治疗股骨头坏死的辅助疗法，可以实现以动养形、以静养气、骨壮筋柔、关节滑利等效果，促进生命过程中各种运动的自我协调，从而改善髋关节功能。

结论：①疗效是检验医疗实践的唯一标准，本书的股骨头坏死病例图谱是黄氏疗法有效性的证明。②黄氏疗法挑战了晚期股骨头坏死不可逆转、不可修复的定论。黄克勤教授出版了《实用股骨头坏死诊治》和《股骨头坏死非手术治疗学》，作为黄氏疗法的实践篇和理论篇，为广大读者提供了分享和借鉴的机会。本图谱是黄氏疗法的实践成果，充分证明了股骨头作为生物材料具有自体骨修复属性，黄氏疗法系列疗法能够完全修复治愈股骨头坏死。同时也说明，骨修复环境被动地受到破坏是导致股骨头坏死难以修复的一个重要因素。③股骨头坏死的治疗应该采取多元化的方式。置换人工关节并不是唯一的治疗手段，更不应是股骨头坏死患者的最后选择。保存髋关节结构的完整性是实现自体骨再修复和恢复生理功能的前提条件。医务工作者和病患本身都应该高度重视这个问题。

黄 辉 黄 宏

2024 年 2 月

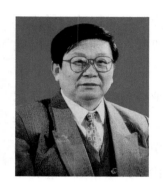

黄克勤（1935年12月—2020年2月13日），主任医师，股骨头坏死"黄氏疗法"的发明人。他应用所研究的"黄氏疗法"创办了吉林市股骨头坏死专科医院、北京皇城股骨头坏死研究所和北京皇城股骨头坏死专科医院，使32531名患者得到了治疗，并获得了无痛、无损伤康复。因此，国家科委将黄克勤研究出的"黄氏股骨头坏死系列疗法"认定为向全国推广的"股骨头坏死治疗新技术"，并下发了（95）国科成办字第014号文件。2002年，北京市中医管理局批准北京皇城股骨头坏死专科医院为重点专科专病医院。国家中医药管理局也将"黄氏疗法"确定为中医药科技成果推广项目，文件编号为国中医药办发〔2003〕34号。

黄克勤教授出生于吉林省通化市，1951年参军，在东北军区空军干部学校医训班学习3年，后获得辽宁中医大学本科学历。他从骨伤科主任、副主任医师、主任医师、业务副院长等职位开始，进行了68年的医疗实践与研究，取得了丰硕的医疗成果，收获了诸多殊荣。其中，关于股骨头坏死的病因学说，他提出了"应力集中破坏骨结构"引起骨内微循环受影响的理论和"结构修复、气血自通、动态模造、骨壮筋柔"的学术思想，先后发明了"黄氏骨穿针外固定疗法"和"黄氏股骨头坏死系列疗法"。前者包括8大系列和42套骨折外固定器，其中"力臂式外固定器治疗股骨颈骨折"解决了闭合复位、闭合穿针外固定的学术难题。后者采用中医非手术方法，使晚期坏死股骨头逆转、修复、髋关节功能再现。

黄克勤教授还主编了《骨科复位固定器疗法》《现代创伤外固定学》《骨科新技术荟萃》《实用股骨头坏死诊治》《髋关节伤病学》《实用外固定治疗学》《股骨头坏死非手术治疗学》《股骨头坏死非手术治疗学（英文版）》等著作，共发表医药卫生论文近50篇。他的科研成果曾多次获得国家及各省相关部门的科技成果奖，并拥有13项发明专利。此外，他多次在国际上获得金奖（如尤里卡世界发明博览会等），此外，他曾获得奥地利授予的"发明者勋章"、西班牙授予的"十字勋章"和比利时授予的"骑士勋章"。

黄克勤教授曾担任深圳大学骨伤推拿专业教授、北京针灸骨伤学院骨伤系客座教授、世界中医骨伤科联合会常务副主席、美国国际华佗中医学院教授、中国民间中医医药研究开发协会常务副会长、中国骨伤人才研究会常务副会长和北京中医药"薪火传承3+3工程"黄克勤老中医传承工作室的负责人。

黄辉简介

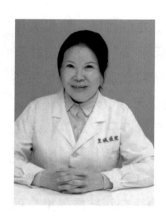

　　黄辉，医学硕士，主任医师，全国老中医药专家学术经验继承人、国医名师黄克勤教授学术经验继承人、北京皇城股骨头坏死专科医院院长、吉林市皇城股骨头专科医院院长、中国中药协会中医馆药事联合专业委员会副主任委员、中华临床医学会骨伤科专业委员会会长，荣获北京市三八红旗奖章荣誉称号。三十多年来，积累了丰富的临床经验，擅长运用"黄氏股骨头坏死系列疗法"治疗各种类型的股骨头坏死。协助黄克勤教授编写了多部关于股骨头坏死诊疗的著作。荣获第五十届尤里卡世界博览会女发明家金奖、骨伤杰出优秀人才等。

黄宏简介

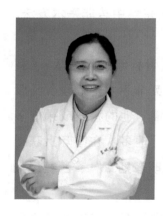

　　黄宏，医学硕士，主任医师，国医名师黄克勤教授学术经验继承人、北京皇城股骨头坏死专科医院副院长、北京市劳动模范，从事股骨头坏死等骨科疑难杂症研究与诊疗几十年，对激素性股骨头坏死骨关节发育不良型股骨头坏死，外伤引起的股骨头坏死，风湿、类风湿引起的股骨头坏死，强直性脊柱炎引起的股骨头坏死，以及儿童股骨头坏死、晚期重症股骨头坏死等症的诊疗有着丰富的临床经验。

目　录

第一章

股骨头坏死的康复理念

第一节　股骨头坏死的治愈标准与治疗原则

　　股骨头坏死中医治疗的康复理念，应当是以髋关节在适应性力学环境下恢复正常的生理功能为目标，而不仅仅是修复坏死股骨头，实现与正常股骨头在解剖学、组织学和形态学上的几何尺寸相同。

一、股骨头坏死的治愈标准

　　中医治疗股骨头坏死的治愈标准是恢复或改善功能。置换人工关节是一种假体替代方法。股骨头坏死黄氏疗法的治愈标准包括以下内容：

　　（1）提高股骨头的力学性能，改善骨小梁形态、强度、密度和刚性，防止塌陷。

　　（2）重建和重塑股骨头形态。

　　（3）维持髋关节在适应性力环境下的运动状态。

　　（4）改善股骨头内电位差和生物电化学环境。

　　（5）补充股骨头丢失的微量元素。

　　（6）改善供血，通过结构修复气血自通。

　　（7）清除骨细胞内脂肪滴和免疫复合物。

　　（8）改善髋部肌群的运动协调性，使之恢复正常状态。

二、股骨头坏死的治疗原则

　　治疗原则要体现中医治疗股骨头坏死的特点：无创伤，通过生物学力环境修复过程，消除朽骨，生新骨，保持髋关节结构完整性，促进股骨头在关节囊内的修复与重建，提高股骨头力学性能，改善生理功能适应性，实现骨壮筋柔，功能再现。

　　中医治疗股骨头坏死应根据股骨头坏死的不同类型、骨组织破坏程度、髋关节结构破坏程度、生理功能丧失程度、患者的年龄、职业、身体综合素质和对康复的期望等因素，全面认真研究治疗方案，设计正确的科学康复标准。康复目标的实现需要患者的理解与配合，医患双方的合作和共同努力，否则将事倍功半。

第二节 髋关节的修复准则

为寻求股骨头坏死再修复的客观规律，近40年来，我们从生物力学角度出发，依据骨生物力学基本原理，通过临床实践、跟踪观察和回顾性研究，在分析多种疗法的基础上，探讨了股骨头坏死治疗中应遵循的基本原则。这不仅是判定股骨头坏死是否符合骨修复规律的客观标准，同时也为股骨头坏死治疗提供了理论依据，并对临床具有明确的指导意义。

从生物力学角度认识股骨头坏死的修复过程，要遵循髋关节修复准则。要充分利用适应功能状况下和特殊设计的力学环境——再造应力，去完成修复与重建，尽量减少干扰或破坏股骨头应承受的力学状态。必须注意力环境的适时、适度及相对稳定性，不能超越其自身承载能力。使坏死股骨头充分适应其功能，成为相应环境下的最优结构。当股骨头坏死力环境发生变化时，通过中医疗法进行内部调整，以有利于除朽骨生新骨，构建新的髋关节结构，来适应新的外部环境，完成修复目的。

一、髋关节受力状态要相对稳定

股骨头不仅受力情况复杂，而且受力远大于其他关节。仅在单腿站立时，静态下股骨头的受力可达到体重的近4倍，功能活动时则更高。对于股骨头坏死患者，由于股骨头内骨结构破坏和局部疏松或硬化，应力会集中，其受力往往比正常人更大，这时在股骨头坏死部分边缘的局部受力，很可能远大于股骨头的正常生理承载能力，从而造成对受损股骨头的进一步损伤。

股骨头的功能是支撑和运动，因此治疗股骨头坏死必须注重改善和恢复正常生理功能。治疗中应设法保护并加强骨组织的代谢能力，同时保持并增大骨的强度，在整个治疗过程中都要提高骨量，特别是坏死区边界部分。改善坏死区域周边骨组织的质量和活性，是防止病灶扩大、促进新生骨增长的基础，其实质是"固本培元"。治疗过程中，必须让坏死股骨头在关节囊内得到适当的受力状态下的功能活动。

所谓髋关节受力状态的相对稳定，指的是患者既要进行功能锻炼，髋臼和股骨头要相对运动，又不能有明显的加速度（包括线加速度和角加速度）。既要达到运动目的，又不能使已经损伤的骨组织受到超出其承受能力的应力。

二、适时、适度的力环境

活体骨不断进行生长、加强和再吸收过程，这个过程总称为骨组织的重建。活体骨重建的目标是使其总体结构适应于载荷环境的变化。

长期以来，人们就发现应力调整骨的生长和吸收。一个低应力骨可变得脆弱，而一个超应力骨同样也变得脆弱或遭破坏。对骨的重建来说，存在着一个最佳应力范围。

实验和临床观察表明：在应力和骨组织之间存在着一种生理的平衡。在一定的应力范围内，骨质的增强和再吸收是互相平衡的。应力增加引起骨组织的加强，随应力的减小发生再吸收现象，也就是说，在一定范围内骨组织随应力增大而增加。对臼顶部密质骨的X线检查可证实这种看法。

作为生物材料的股骨头无论在几何形式、空间结构还是强度分布上都是与应力状态相适应的。股骨头的功能适应性不仅表现在几何特征和力学特性上，而且在骨组织的成分上也有体现。

股骨头坏死后的修复过程必须考虑活体骨的上述性质，以保证修复后的股骨头满足或接近满足正常生理功能需要。

了解用来控制受损股骨头修复过程所需的应力，对于合理设计治疗坏死股骨头的方案是非常重要的。因为在对坏死股骨头的治疗中，骨组织将在设定的新环境下按其应力分布进行修复。若治疗不当，就有可能使修复后的股骨头骨组织在某种意义上较脆弱，不能适应正常功能需要，从而导致治疗效果不佳。

综上所述，股骨头坏死的治疗过程主要是死骨清除，新骨生长即再造、重塑过程。它是在一个开放的反馈系统中依照功能需要进行的所谓功能适应性修复。髋关节的力学状态及设定的力环境将作为一种信息输入反馈系统，从而调整骨的修复。使坏死股骨头与髋臼形成的新的骨结构接近正常功能状态。因此，在受损股骨头的修复过程中，必须创造有益于恢复正常功能的力学环境和条件。

三、再造应力的科学分配

骨的生长、发育和再吸收与所受应力的大小直接有关，这已被大量实验和临床实践所证实。受损股骨头的修复速度和质量与应力的关系也是目前有关学者十分关注的问题。

作为生物材料的活体骨一旦遭到破坏，在生物体内固有自行修复的能力，具有属性的有效显现。但是，单靠其固有属性已不能达到修复和提供物质基础，就必须给予适度的力环境，并遵循应力 – 力电法则，加快重建速度，提高重建质量，即改善髋关节功能的速度及质量与关节所受应力水平有关。这里我们把能加快坏死股骨头修复速度，提高修复质量的应力称为再造应力。这个应力对不同患者应有其确定的区间。

再造应力不同于生理应力，不存在恒定再造应力，只有间断性的。间断性再造应力可分为主动和被动两种类型，主动性再造应力多是从髋关节动态模造中获得，而被动性再造应力，则是由股骨头坏死治疗仪和中医手法中给予髋关节的。所谓再造应力系指两者而言。尤其主动性再造应力，对加速坏死股骨头的修复和提高骨结构修复质量颇为有益。

四、动态模造

沃尔夫定律描述了骨质随着受力状态变化而生长、吸收和重建的现象。骨内诱发电磁场，电环境可直接影响骨细胞发展过程，可通过细胞外物质变化影响骨重建。股骨头在一个反馈系统中，按照生理功能固有属性进行继发生长周期功能适应性模造，重建、重塑股骨头形态，以改善髋关节功能。

总之，为使坏死股骨头能恢复其正常生理功能，在治疗过程中，必须使其承受一定应力。但是，为了达到有利再修复，要求受力状态稳定，且限制在一定有利范围内。非侵入性骨修复、功能重建疗法的修复准则是初步的、探索性的，需要随着生物力学基础理论的发展和更多的临床实践与实验不断验证和完善。

 # 第三节　股骨头坏死的康复标准

一、综合素质标准

综合素质标准包括身体素质的提高、精神状态的改善、职业技能的适应，以及社会环境的适应。

二、骨结构重建标准

股骨头坏死的骨结构重建标准包括三个方面：死骨清除、新骨替代和恢复股骨头原有的几何特征。此外，还需要实现双面球形关节的功能适应性，恢复承载和运动功能，并改善动静步态与形体，使其正常或接近正常人。

三、股骨头坏死康复要素

股骨头坏死康复要素包括肌力、稳定、灵活、协调、平衡、耐久、无痛以及形态。肌力表示为髋关节及下肢肌肉自身收缩与伸张的能力；稳定指股骨头形心与髋臼相对位移保持在生理范围内；灵活指髋关节周围肌群能对神经传导做出迅速生理性反应；协调要求髋关节每块肌肉均能做出迅速响应，完成生理功能，对下肢运动或维持一定位置时需要协调；平衡是指髋关节间的反力与相关的肌力构成平衡力系；耐久要求髋关节骨组织具有适应功能状态下的强度、刚度和表面硬度；而无痛指髋关节在生理功能状态下无病理反应；形态指股骨头形态的修复绝不是同正常股骨头形状的再现的克隆复制；痊愈的标准，应该是髋关节重建适应力环境的生理功能的改善或正常。

第二章

黄氏股骨头坏死系列疗法

《灵枢·刺节真邪》云："虚邪之入于身也深，寒与热相搏，久留而内著，寒胜其热，则骨疼而肉枯，热胜其寒，则烂肉腐肌为脓，内伤骨，内伤骨为骨蚀。"因此，股骨头坏死属于中医学"骨蚀"范畴。《医宗金鉴·正骨心法要旨》指出："髋骨外向之凹，其形似臼，以纳髀骨之上端如杵者也，名曰机，又名髀枢……或因跌打损伤，或蹻垫挂镫，以致枢机错努，青紫肿痛，不能步履，或行止欹侧艰难。"《脾胃论·脾胃盛衰论》云："脾病则下流乘肾，土克水，则骨乏无力，是为骨蚀，令人骨髓空虚，足不能履地。"《灵枢·邪气脏腑病形》中也提出："有所用力举重，若入房过度，汗出浴水，则伤肾。"《素问·脉要精微论》中说："骨者，髓之府，不能久立，行则振掉，骨将惫矣。"《杂病源流犀烛·筋骨皮肉毛发病源流》中认为："筋也者，所以束节络骨，绊肉绷皮，为一身之关纽，利全体之运动者也，其主则属于肝。"《圣济总录·诸痹门》指出，骨痹的发生是因为"肾脂不长，则髓涸而气不行，骨乃痹而其证内寒也"。

综合以上理论，股骨头坏死的发病原因主要分为先天和后天两方面。先天因素是指肝肾不足，"肾主骨，肝主筋"。禀赋不足时，肾气充虚，不能生髓充骨，故肾气充盈与否能够影响骨的生长、壮健和再生。反之，骨受损伤，不能为立身之主干，则可能累及肾，二者互相影响；肝血不足，则不能濡养筋脉，导致筋缓乏力、筋骨不健康。肝肾不足可能引起风寒湿邪乘虚而入，导致虚邪深入筋骨，使筋脉受阻，骨骼失去温煦和濡养，从而发生骨蚀等症状。后天因素是指劳伤后复房过度、药物如激素、风寒湿长期侵淫等因素导致脾肾虚弱。脾胃为后天之本，气血津液和肾精均有赖于脾胃生化水谷之精气而得以充盈。例如，饮食不节、饥饱失常、冷热不适等因素可能损伤脾胃，因此，脾胃功能日益衰弱，影响水谷精微之化生，气血生长受碍，内不能温煦五脏六腑，外不能洒陈营卫经脉，伤及脾肾，导致肌肉、筋骨失养，出现骨蚀症状。或因跌坠伤损、络脉损伤、劳累积伤等因素，使气血凝滞、筋骨失养等，都是引起这种疾病的重要因素。

为了治疗股骨头坏死，我们制定了"黄氏股骨头坏死系列疗法"，其中包括"股骨头坏死计算机图像诊断系统（自行研制）""中低频电生理股骨头坏死治疗仪（自行研制）""口服中药承载丸""电信号中药穴位释放法""髋关节动态模造方法""骨盆平衡调整法""髋关节揉筋松解按摩法""中药泡洗、熏蒸法"等方法。

 第一节　股骨头坏死的辨证与辨病治疗

一、辨证

针对股骨头坏死的临床表现进行证候分型。根据国家中医药管理局重点专科建设骨蚀的辨证分型，结合临床实际，将股骨头坏死分为早期、中期和晚期三个阶段。具体分型如下。

（一）肝肾阴虚证

主症：髋部隐隐作痛，活动时疼痛加重，休息后减轻。患肢肌肉萎缩，屈伸不利，腰膝酸软，或头晕耳鸣，或五心烦热，或失眠多梦，或盗汗等。

舌象：舌红，苔白或少苔。

脉象：弦细或细数。

证候分析：髋关节先天发育不良或长期功能障碍、久病伤及肝肾者常见此证。因肝主筋，肾主骨、生髓，肝肾不足，骨和筋脉失于充养，故髋部疼痛，活动时加重，休息后减轻，肌肉萎缩，屈伸不利。腰为肾之府，肾虚则腰失所养，故腰膝酸软；肝阴不足，肝阳上亢，则头晕、耳鸣；阴虚生内热，热蒸于里，故五心烦热；虚热内扰，心神不安，故失眠多梦；虚热内迫营阴，故夜间盗汗。舌红、苔白或少苔、脉弦细或细数均为肝肾阴虚之表现。

（二）气虚毒滞证

主症：髋部钝痛，疼痛有定处或向膝部放射。怕冷，下肢拘挛，屈伸困难。伴随着神疲乏力、头晕目眩和自汗等症状。

舌象：舌质暗，苔白。

脉象：脉沉涩或弦涩。

证候分析：激素性股骨头坏死引起的气虚毒滞证最为常见。使用激素药物伤及人体正气，正气不足，瘀毒无法及时排出体外，瘀结在体内，阻塞髋部经脉气血，故髋部钝痛，向膝部放射；气血不畅，筋脉失于濡养，故下肢拘挛，屈伸困难；机体气虚，功能减退，故神疲乏力；清阳不升则头晕目眩；卫表不固则自汗。舌质暗、苔白、脉沉涩或弦涩均为气虚瘀毒内结之征象。

（三）肾阳虚损证

主症：髋部疼痛，活动后或遇寒加重、得热痛减。畏寒肢冷，腰膝酸冷无力，跛行，神疲乏力，面色苍白。

舌象：舌淡，苔白。

脉象：脉沉弱或沉细。

证候分析：常见于股骨头坏死晚期或长期卧床者。肾主骨，肾阳不足，不能温养骨骼，故患者髋部疼痛，活动后或遇寒加重，得热痛减。肾阳为一身阳气之根本，阳虚不能温煦肌肤，故畏寒肢冷；腰为肾之府，肾阳不足，故腰膝酸冷无力；肾阳虚，心神失养，故精神萎靡；气血运行无力，不能上荣于面，故面色苍白。舌淡、苔白、脉沉弱或沉细均为肾阳虚损、气血运行无力之征。

（四）气滞血瘀证

主症：髋部胀痛或痛苦难忍，疼痛部位固定不移，久坐久卧后加重，适当活动后减轻或消失，腿部筋脉拘急，关节屈伸不畅。

舌象：舌质紫暗或出现瘀斑。

脉象：脉涩。

证候分析：常见于外伤所致的股骨头坏死，或其他原因引起的股骨头坏死疼痛严重，身体正气未虚。外伤或其他原因可能导致髋部气机不畅，气滞血瘀，血络瘀阻，气血不通则会出现疼痛症状。因此，临床上以髋部疼痛为主要表现，胀痛为气滞的表现，针刺或刀割的痛感为血瘀的表现；久坐久卧时，气血运行不畅，导致疼痛加重，受伤处的离经之血未被消耗，使得疼痛有定处，疼痛处固定不移；适当活动有利于气血运行，因此疼痛会减轻；下肢筋脉拘急，屈伸不畅。舌质紫暗或出现瘀斑、脉涩则为气滞血瘀的表现。

（五）痰湿蕴结证

主症：髋部疼痛固定不移，肌肤麻木，下肢沉重，弯腰屈身不便，身体困倦乏力、纳呆，或伴有烦躁、口苦、小便黄等。

舌象：舌体胖大，边缘有齿痕，苔白或黄腻。

脉象：脉弦滑或滑数。

证候分析：多见于长期饮酒或喜好食用肥甘厚味者。长期饮酒或食用肥甘厚味会损伤脾胃，导致内生痰湿，或受寒湿邪气侵袭，久而化痰，痰湿聚集在经脉中，导致髋部疼痛固定不移、肌肤麻木、下肢沉重、弯腰屈身不便；身体困倦乏力、纳呆则为湿邪盛于脾胃，脾胃运化失常所致。舌体胖大，边缘有齿痕，苔白腻或黄腻，脉弦滑均为痰湿蕴结的表现。随着时间的推移，痰湿会化热，出现烦躁、口苦、小便黄、苔黄腻、脉滑数等症状。

所列证候基本涵盖了骨蚀（股骨头坏死）发病不同时期的症候群。由于该病病程较长，临床经常出现并发症，如肝肾阴虚证常伴有阴虚内热的症状；气虚毒滞证常伴有脾虚不运、心血不足、虚火内生的症状；肾阳虚损证常出现脾肾两虚、肾虚精关不稳、寒凝经脉、夹湿夹痰的症状；气滞血郁证常伴有情志不畅、肝气郁结或瘀血内停、脉络瘀阻或血瘀积聚、胃肠有热的症状；痰湿蕴结证常出现脉络不通、湿邪盛于脾、痰湿化热的症状。

在诊断证候时，需要抓住主要症状。髋关节疼痛是骨蚀的主要症状，是诊断的主要依据。例如，肝肾阴虚证常表现为髋关节隐痛，活动后加重，腰膝酸软；气虚毒滞证常表现为髋关节钝痛，疼痛位置固定不移，怕冷；肾阳虚损髋关节疼痛表现为酸痛或冷痛，遇寒加重；气滞血瘀则表现为针刺或刀割般的疼痛，疼痛点固定不移；痰湿蕴结则表现为疼痛点不移，肌肤麻木。

骨蚀的病因相对较复杂，但在临床中常见的包括外伤、激素和酗酒等因素。一般而言，外伤后或长期情志不畅，常伴有气滞血瘀的症状；长期应用激素多表现为气虚毒滞的征象；病程久或先天禀赋不足多因肝肾阴虚或肾阳亏虚所致；酗酒或喜食肥甘厚味者，体内湿气和痰湿易于聚集，痰湿蕴结是常见的证候。

二、辨病治疗

股骨头坏死的发病原因复杂。多种疾病可直接或间接导致股骨头坏死，并且在发生股骨头坏死后往往未能得到有效控制。因此，临床上需要进行辨证施治。如痛风性关节炎属于代谢障碍性疾病，治疗时除了要求患者减少嘌呤含量高的食物摄入量外，还可以使用山慈菇、萆薢、土茯苓等药物降低血尿酸水平；类风湿关节炎属于自身免疫性疾病，常用仙灵脾、钩藤、露蜂房来调节机体免疫功能；风湿性关节炎活动期，常用羌活、独活、防风、白芷等药物来祛风散寒除湿，以控制病情发展；强直性脊柱炎，可使用鹿角、水牛角通利督脉；坐骨神经痛可使用白芍养肝柔筋；红斑狼疮患者免疫功能紊乱，常用黄芪、白术、玉米须、木瓜、牛膝、泽泻、仙灵脾等药物调节免疫功能，以增强机体抗病能力；对于血友病患者，可使用何首乌、阿胶、当归、熟地黄等补血养阴的药物，以增强骨髓造血功能；针对银屑病患者，可以使用白鲜皮、防风、金银花、连翘、生地黄、白茅根等药物，以清热解毒，活血祛风；针对合并骨性关节炎的患者，可以使用骨碎补、鹿衔草等药物以缓解关节软骨退变，抑制骨质增生。

第二节 诊断方法

在我国，临床诊断中采用最普及、最广泛、应用前景最大的医学成像技术仍是 X 线。X 线透过人体，投影到胶片上，将人体器官组织的密度变化转变为相应灰度变化的胶片，形成影像。再根据影像来判断病变部位和疾病程度。应用于骨科领域，X 线反映了骨的密度、内部结构和形态。骨组织的病变或损伤表现为胶片上局部灰度变化。但是 X 线也有其局限性，它的影像灰度差别并不大，尤其 X 线投影是把三维密度变化成二维平面图像，将 X 线所穿透的密度叠加而成像于胶片上，会造成有病变区域或损伤部位在 X 线胶片上的灰度与相邻区域的灰度差别微小，使得眼睛难于辨认，甚至根本辨认不出来。

运用计算机图像处理、人眼视觉原理、色彩空间原理和人工智能等方面的研究成果研制而成的"股骨头坏死计算机图像诊断系统"，通过将 X 线的灰度变化转化为数字信号输入计算机。将黑到白之间的灰度差分解成 256 级灰度，形成数字图像信号。计算机对数字图像信号进行滤波增强处理，尤其是基于感兴趣区域（例如病变区域）的增强；另外，应用尺度空间理论可进行尺度定位，将图像信息最集中的部分定位在病变区域。

将黑白 X 线转换成标准的彩色图像，形成"彩色合成""监督分类""密度分割""信息处理""结构分析"等图像。把三维的人体在空间中投影的重叠影像所不能完全充分显示的信息，通过彩色图像的不同层次和不同颜色的对比，分辨出病变部位的骨密度和骨结构，进行量化分析，为股骨头坏死早期发现，股骨头超微结构病理变化和判断治疗过程中骨结构修复情况提供数据依据。不仅减少了使用 CT、MRI 等检查手段的昂贵费用，还可以利用网络技术实现远程诊断和网上会诊。

 ## 第三节 治疗方法

一、内治法

北京皇城股骨头坏死专科医院生产的中药口服承载丸具有补肾壮阳、益髓填精、祛瘀通络等功效，旨在达到补益气血、阴阳相济、扶正固本、骨强筋柔、髓充等目的。适用于因肾虚或脉络不通引起的腰膝疼痛、肢体痿弱、关节不利、行走艰难等症状。

经过长期的临床观察和动物实验，承载丸被证明能促进细胞生长和机体发育，促进骨代谢过程，并提高骨骺板无机焦磷酸酶的活性，同时增多细胞层次，促进垂体生长激素细胞及甲状旁腺细胞的增加。因此，承载丸被证明拥有显著促进生长发育和骨钙化的作用，可治疗股骨头坏死、骨质疏松、骨关节病等疾病，并有确切的疗效。

根据"肾主骨、生髓"等理论，承载丸适用于不同证候的骨蚀。在使用承载丸的基础上，可以根据不同证候，辨证应用中药煎剂。

（一）肝肾阴虚证

治法：滋阴补肾，强筋壮骨。

方药：承载丸每日 3 次，每次 1 粒，饭后半小时口服。加用补肾壮骨汤，包括生地黄、熟地黄、山茱萸、牡丹皮、山药、枸杞子等。每日 1 剂，早晚饭前分服。

此证候是在骨蚀发病过程中相对常见的一种情况，通常由先天禀赋不足引起。在使用承载丸的基础上，加用补肾壮骨汤能够增强补肝肾、养精血的作用。如果伴有五心烦热等症状，还可加地骨皮、青蒿以益阴血、退虚热；若出现失眠多梦症状，加夜交藤、茯神、柏子仁、生地黄等以养心安神；若伴有盗汗问题，则可加五味子、浮小麦以滋阴止汗。

（二）气虚瘀毒证

治法：扶正固本，祛瘀排毒。

方药：承载丸每日3次，每次1粒，饭后半小时口服。加用扶正壮骨汤，包括人参、山药、熟地黄、白芍、杜仲、枸杞子、黄芪等。每日1剂，早晚饭前半小时分服。

此证候通常是由长期大量使用激素所致，导致免疫复合物瘀滞在体内，损及人体正气。因此，在使用承载丸的基础上，加用扶正壮骨汤能够增强补气养血的功效。如果出现心血不足、虚火内生等症状，可以加入熟地黄、当归、酸枣仁、柏子仁、远志等以补血清心安神；如果伴有气虚脾不健运的症状，可以加入白术、陈皮、厚朴、砂仁等以增强健脾和胃的功效；如果气虚血瘀，甚至面色晦暗，髋部疼痛如针刺，拒按等症状，则可以加入红花、当归尾、桃仁等以加强活血化瘀的功效。

（三）肾阳虚损证

治法：温肾壮阳，益髓填精。

方药：承载丸每日3次，每次1粒，饭后半小时口服。加用温肾壮骨汤，包括金樱子、杜仲炭、制附子等。每日1剂，早晚饭前半小时分服。

此证候通常针对久病肾阳虚损者。在使用承载丸的基础上，加用温肾壮骨汤能够增强益肾阳、壮肾督的作用。如果脾肾两虚表现为腹胀、泄泻等症状，则可以加入白术、肉豆蔻、黄芪、吴茱萸等以增强温肾健脾的功效；如果伴有肾虚精关不固、遗精等症状，则可以加入芡实、龙骨、牡蛎、莲子等以补肾固精；如果肾阳虚导致寒凝经脉，经脉不通，疼痛严重，则可以加入桂枝、制川乌、制草乌等以温经散寒。此外，还可根据具体症状，加入相应的药物进行治疗。例如，若伴有夹湿症状，可以加入薏苡仁、苍术以祛风除湿，散寒通络；若伴有夹痰症状，则可以加入半夏、制天南星等以化痰通络。

（四）气滞血瘀证

治法：祛瘀止痛，强筋壮骨。

方药：承载丸每日3次，每次1粒，饭后半小时口服。加用祛瘀壮骨汤，包括当归、赤芍、地龙、桃仁、藏红花等。每日1剂，早晚饭前半小时分服。

此证候多因髋部外伤或长期情志不遂所致。在应用承载丸的基础上，加用祛瘀壮骨汤能够增强行气活血、通络止痛的作用。如果以胀痛为主，则可以加香附、木香、厚朴、枳壳等以增强行气散结的效果；如果以刺痛为主，则可以加进血竭等以活血通络止痛；如果伴有肠中有燥热，则可以加大黄、黄连、栀子等以泻火通便。

（五）痰湿蕴结证

治法：燥湿化痰，通经活络，强筋壮骨。

方药：承载丸每日3次，每次1粒，饭后半小时口服。加用胜湿壮骨汤，包括木瓜、川牛膝、川芎、独活等。每日1剂，早晚饭前半小时分服。

此证候多因长期大量饮酒或喜食肥甘厚味所致。在使用承载丸的基础上，加用胜湿壮骨汤能够增强燥湿化痰的功效。如果疼痛较为严重，则可以加入地龙、赤芍等以加强通经活络的效果；如果湿盛，则可以加入薏苡仁、白芷、苍术等以利湿化痰；如果偏热，则可以加入二妙散等以清热解毒。

二、外治法

（一）股骨头坏死治疗仪电信号中药穴位释放法（简称：电信号中药穴位释放法）

本方法采用北京皇城股骨头坏死专科医院开发的股骨头坏死治疗仪HC-5B型，京械注准编号为20152260308，并结合外用中药进行治疗，具体操作见图2-1。

中低频电生理股骨头坏死治疗仪（自主研制）是基于中医学"温熨"方法发展而来，并综合了Wolff（沃尔夫）定律和成分性质、力电效应的观点。沃尔夫定律认为骨内应力状态决定骨的重建，而成分性质和力电效应可以直

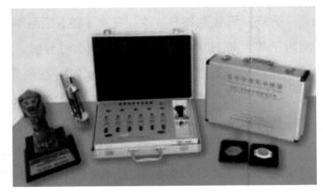

图2-1 HC-5B型股骨头坏死治疗仪外观图

接影响骨细胞发育过程和骨重建。治疗仪通过向髋部输入电信号，并配合外用中药红宝散、珍芪散、生骨散的有效成分，按照人体骨轴线和经穴，向股骨头内释放热能。这样可以调整股骨头内的生物电化学环境，并实现成骨细胞和破骨细胞的双向调节作用，从而恢复股骨头的动态平衡。同时，该方法可以改善髋关节的内环境，提高细胞的供血、供氧、供给能量和营养物质的能力，清除有害的代谢废物，促进新生微循环系统建立，改善骨内循环和骨内应力状态，使股骨头内丢失的微量元素成分得以补充。最终达到结构修复、气血自通、功能再现的目的。治疗仪通过向髋部输入电信号，并配合外用中药的有效成分，按照特定经穴向体内释放热能，这样可以改善髋关节内电化学环境和骨内应力状态，使股骨头内丢失的微量元素成分得以补充。同时，它还可以调整成骨细胞和破骨细胞在骨重建中的作用，提高骨小梁的强度、密度、刚性，增加骨量，改善骨内循环和力学性能，促进骨质再生，从而实现骨壮筋柔的效果。此方法适用于各个时期、

不同类型的骨蚀（股骨头坏死）患者。

本方法适用于各个时期、不同类型的骨蚀（股骨头坏死）患者。治疗键分为如下六类：溶骨键、硬化键、崩解键、肥大键、僵直键和变异键。其中，溶骨键以囊变为主，骨结构稀疏、溶解或消失；硬化键以硬化病灶为主，骨密度一致性增高；崩解键表现为股骨头碎裂，出现多条不规则断裂带；肥大键表现为股骨头形态超出正常大小，关节间隙狭窄；僵直键表现为髋关节间隙消失或狭窄，囊变与死骨并存；变异键伴随着髋关节结构不良，合并脱位、半脱位等。在治疗中应根据患者的病情选择相应的治疗键。

治疗参数方面，可通过股骨头坏死示波仪测试和（或）患者感觉进行调节。应用股骨头坏死治疗仪专用示波仪，对患者进行测试，调整治疗仪输出信号，按个体差异选择最佳治疗参数。如果没有专用示波仪，也可以根据患者的感觉进行调节，舒适为宜。

经穴选择方面，可以采用循经取穴、表里经取穴、异经取穴、对症取穴和特定穴位取穴。这些方法可交替使用，以达到最佳的治疗效果。

在外用中药方面，红宝散适用于气血瘀滞、脉络不畅所致的关节疼痛和屈伸不利，珍芪散适用于气血不足、瘀毒内结所致的筋脉拘挛、骨枯髓萎，生骨散适用于肝肾亏虚、脉络不畅所致的筋骨痿软和步履艰难。在临床上可交替使用主副穴位进行治疗。使用方法每日 2 ～ 3 次，每个穴位外用药每次 8 克，每次 20 ～ 30 分钟。在临床治疗中主副穴位可交替使用。详细操作及注意事项请参见图 2-2a 和图 2-2b。

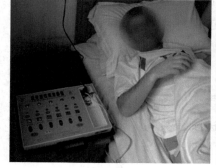
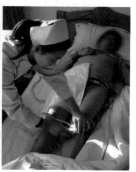

a　　　　　　　　　b
图 2-2　患者治疗时的情景

（二）肾俞穴电信号中药释放法

应用北京皇城股骨头坏死专科医院生产的 HC-5B 型股骨头坏死治疗仪治疗，使用外用中药肾精散（北京皇城股骨头坏死专科医院院内协定处方），通过调配药液浸湿后，加热至 42 ～ 45℃，分别置于 HC-5B 型股骨头坏死治疗仪的两个穴位器上。患者仰卧位，使外用中药处于脊柱两侧的肾俞穴及腰部。通过治疗仪输出的生物电脉冲，使中药有效成分热释放于肾区，达到补肾、益髓、填精的目的。

肾俞穴位于腰部第二腰椎棘突下旁开 1.5 寸，属足太阳膀胱经。其解剖位置在腰背筋膜、最长肌和髂肋肌之间，有第二腰动、静脉后支，并布有第一腰神经后支的外侧支，深层为第一腰丛。肾俞穴是肾经经气转输之处，也是肾的背俞穴。别名"高盖"，意为肾脏的寒湿水气由此外输膀胱经。从经络循行来看，足太阳膀胱经夹着脊柱，到达腰部（肾俞穴），从脊旁肌肉进入体腔，联络肾脏，并属于膀胱经。实验观察发现，在大多数情况下，针刺该穴可以抑制肾脏的泌尿功能。相关文献报道，按摩或针刺该穴不仅可以缓解腰痛，还能够增强肾功能，治疗骨质疏松等问题。

（三）髋关节揉筋松解按摩法

髋关节揉筋松解按摩法是通过中医各种手法，按其皮肤，达其肌理，透其筋骨，作用于患处，可疏通经络、解痉散结、理气止痛，是治疗股骨头坏死的辅助疗法。术者首先要观察、了解髋部情况及影像学检查情况，明确疼痛和肌肉挛缩、粘连的部位，以及髋关节受限程度等情况。术者采用点穴法、按法、滚法、提拿法、揉法、推法、牵引法等手法治疗。

（四）骨盆结构平衡调整法

骨盆结构平衡调整法是针对股骨头坏死导致的骨盆结构变形、骨盆倾斜、脊柱生理弯曲异常、下肢不等长、腰背肌群功能紊乱等问题的治疗。

应用自主研究技术"骨盆结构调整法"配合治疗股骨头坏死，实现了骨盆正、脊柱直（恢复或接近生理弯曲）、闭孔等圆、三线水平，有效地纠正了因骨盆倾斜所带来的各种并发症，有助于促进股骨头的修复。

在使用自主研究的"骨盆平衡调整器"进行治疗时，一般滑动支杆的力值控制在患者体重的 1/7 至 1/6。力值由零逐渐增加，当徐徐达到力值后，维持半个小时左右（图 2-3）。

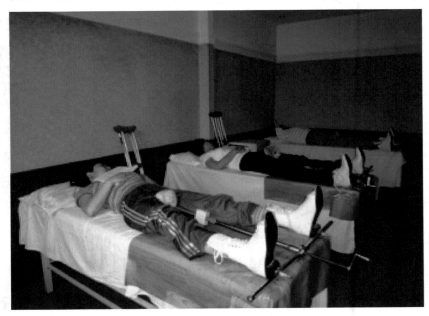

图 2-3 骨盆结构平衡调整器外观

（五）中药浴疗法

根据股骨头坏死不同类型，应用不同的中草药煎煮成药液，并加入浴盆中，让患者进行浸泡，以达到治疗和缓解病症的目的。中药浴疗法安全可靠，效果显著，在治疗股骨头坏死方面具有独特的优势。

（六）中药足浴疗法

中医学认为，足部为人之根，是人体经脉生发之地。足浴疗法利用"温经通窍，药气直达腠理"的原理，让足部温热熏蒸洗浴，使其有效吸收药物成分，通过孔窍经穴传输到身体各处，达到补肾强骨的作用。对于缓解股骨头坏死所带来的疼痛，促进骨结构修复都具有一定的疗效。

（七）中药雾化熏蒸疗法

中药雾化熏蒸疗法是通过中药煎煮产生的蒸气对全身进行气雾沐浴、熏蒸，以温经通络，促进药物吸收的一种外治方法。在治疗股骨头坏死过程中，它可以宣通督脉，通行气血，达到治疗和缓解症状，促进骨重建的目的。

三、康复疗法

根据"动静结合、以动制痛"的理论，采用"髋关节动态模造方法"可以实现对髋关节进行模造塑形，促进关节滑利、功能改善、缓解疼痛。股骨头正常几何形体的改变不仅给患者带来痛苦，也影响其正常生理功能。因此，基于功能适应性的正向和逆向效应创立的"髋关节动态模造法"具有重要的临床意义。

在治疗过程中，针对不同情况采取不同的动态模造方法。对于出现断裂带尚未修复的患者，要求每日按规定用药后，持双拐轴线行走练功，并避免出现剪切力和扭转力的情况，待断裂带修复后，可在医生指导下进行关节动态模造。而对于病情尚未稳定的患者，则需要采用"持拐屈髋模造法""座位摆动模造法""收臀绷腿法"等方式进行动态模造。

其中，"持拐屈髋模造法"要求患者在双拐支撑下，将身体重心移至左腿，并保持身体平衡，然后抬起右腿屈髋屈膝进行反复的屈髋屈伸动作，每分钟 15 ～ 20 次。双侧髋关节交换模造 20 ～ 30 分钟，每日上午、下午各 30 分钟为宜。

以上动态模造方法能够有效地帮助患者防止肌肉萎缩、关节粘连、软骨变形等问题，促进血液和体液循环，调整局部压强和 pH 值，降低痛感。随着疼痛的减轻，患者的活动欲望和活动量也将得到提高。

针对不同的康复需要，有多种动态模造方法，包括坐位摆动模造法和收臀绷腿法等。

坐位摆动模造法要求患者半坐在凳上，使坐骨结节与凳面接触，双手扶在膝关节上，双腿做外展、内收运动，进行内外摆动模造。建议每日进行两次，每次 20 ～ 30 分钟，内外摆动频率每分钟 20 ～ 25 次为宜，以帮助恢复生理功能。

另一种动态模造方法是收臀绷腿法。患者需要仰卧，收腹吸气，进行收臀收肛、股四头肌和胫后肌群绷腿动作。建议收臀绷腿频率以每分钟 10 ～ 15 次为宜，每日上午和下午各 1 次，每次 20 ～ 30 分钟。

以上动态模造方法都有助于防止肌肉萎缩、关节粘连、软骨变形等问题的发生，同时也能帮助患者恢复正常的生理功能。在进行动态模造时，需根据患者具体情况选择合适的方法和频率，并在医生的指导下进行。

针对功能康复阶段病情稳定的患者，建议采用"床上四法"和"床下四法"进行关节动态模造。每日进行 2 ～ 3 次，每次 40 ～ 60 分钟。

床上四法包括盘腿压膝功、开胯屈膝、后伸前倾功、屈髋屈膝、仰卧登天功和屈髋屈膝前倾功。其中盘腿压膝功要求患者盘腿坐在床上，向内上合拢膝关节，并反复运动；开胯屈膝、后伸前倾功要求患者双腿分开直跪，屈伸髋关节前倾；屈髋屈膝、仰卧登天功要求患者仰卧在床上并做屈髋屈膝运动；屈髋屈膝前倾功要求患者跪在床上并反复屈伸髋关节。

床下四法包括前后分腿、左右弓腿功、骑马开胯功、开腿足旋功和下蹲抱膝功。其中，前后分腿、左右弓腿功要求患者站立并做下蹲运动；骑马开胯功要求患者双腿外展并自然下蹲；开腿足旋功要求患者双腿外展并左右旋转；下蹲抱膝功要求患者下蹲并抱膝前倾。床下四法可以帮助患者恢复肌肉的力量和柔韧性。

在进行关节动态模造时，需要根据患者的具体情况选择合适的方法和频率，并在医生的指导下进行。通过床上四法和床下四法的锻炼可以有效避免肌肉萎缩、关节粘连、软骨变形等问题的发生，同时也能帮助患者恢复正常的生理功能。

第三章

黄氏股骨头坏死系列疗法相关研究

第一节　力电效应对骨重建和修复影响的实验观察与临床应用

对于沃尔夫定律的理解，在 20 世纪 50 年代之前主要是应力决定骨的生长。然而，自 20 世纪 50 年代以来，学者们发现骨具有压电效应，并在股骨上测定出压缩受力下的压电电位分布（图 3-1）。这一发现导致了关于沃尔夫定律作用机制的新设想，即影响骨生长（或骨细胞反应）的原因是应力引起的电信号。骨内应力和电信号都会引起骨细胞反应，影响骨生长，而且应力与电信号对骨细胞生长的影响是一种复合的作用。一方面，应力和电信号都会引起细胞反应。另一方面，骨的力电效应和逆力电效应的存在，使得骨受应力作用时，骨内会产生电信号（力电效应）。相反，骨受外部电信号作用时，会引起骨的变形（逆力电效应）。骨组织不处于自由状态而是受肌群和相邻骨的约束，上述变形受到约束后，必然产生应力。

利用骨的力电效应促进骨伤愈合的研究在国内外已进行多年。黄克勤在应力研究方面的成功之处在于，不仅利用了骨的力电效应原理，还结合了骨的逆力电效应原理、经络理论，并促进中药释放有效成分（即加速骨吸收药效）。

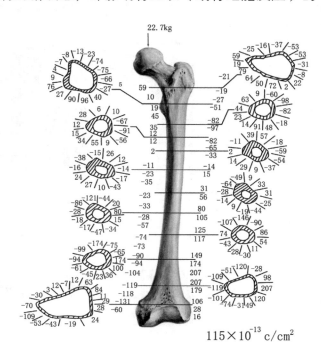

图 3-1　股骨干在压缩受力时的压电电位分布

一、力电效应在临床中的应用

早在 1812 年，美国纽约的一家医院就首次采用电刺激治疗骨不愈合并取得了成功。之后，陆续有许多医生如 Mott、Lente、Elgland、Duchen 和 Boto 也相继报道了电刺激治疗骨折不愈合的病例。但是，在接下来的一百多年中，这方面的研究进展缓慢。直到 1953 年，Yasuda 和 Fukada 对骨的生物电效应进行了研究，提出了骨的压电效应理论，此后电刺激成骨及骨电学特性研究才开始活跃。Besett 首先用电磁波治疗了一例先天性假关节，并获得了成功。此外，他们于 1974 年用全植入式电刺激治疗了脊柱融合。

（一）诱发电场影响骨重建的可能机制

诱发电场可以通过以下两个方面影响骨重建的机制。

1. 电场可以直接影响骨细胞的产生过程。由于电场能够改变细胞内、外离子环境，使 pH 值有所偏离。酸性介质对破骨细胞的作用有利，而碱性介质对成骨细胞的碱性磷酸酶作用有利。因此，电场可以对骨细胞产生有效性变化。同时，电场可以影响 Ca^{2+} 浓度，Ca^{2+} 浓度的变化会使细胞膜通透性发生变化，促进细胞代谢。其次，在电场的作用下，Ca^{2+} 局部浓度可以促使钙盐沉淀。Friedenberg 和 Brighton 根据骺板和新生骨痂的含氧量低，以及骺板软骨细胞和骨细胞无氧代谢的情况，认为阴极耗氧，造成骨折微环境处于相对缺氧状态，有利于骨愈合。Becker 则认为骨折本身电位变化和外加信号的影响，使局部细胞分化，逐步转变为骨细胞。Jahn（1968）则认为当外加电场作用时，Ca^{2+} 与带正电的磷离子趋向阴极而沉淀，造成在阴极有骨生成。Pilla（1979）认为，由于电信号的影响，骨细胞内的遗传物质发生了改变而转变为骨。

2. 骨中诱发电磁场可通过细胞外物质成分性质的变化而影响骨重建。诱发电场的作用会对胶原纤维产生吸引作用并极化，从而使其移动。它对糖胺聚糖也有相同的作用，影响细胞的代谢，使羟基磷灰石离子浓度发生改变，最终可能使胶原纤维矿化。

（二）电刺激骨愈合技术

Friedenberg（1971）首先报道了用恒定直流电治疗一例内踝骨折不愈合患者的情况。之后 Dwyer（1974）使用全植入式电刺激器进行脊柱的愈合，Spadaro 统计电刺激治疗不愈合的 119 例中，有效率为 95%。此外，使用压电膜或驻极体膜也可以刺激成骨。具体分析如下。

1. 插入电极成骨：全植入式电刺激法是将不锈钢电极插入骨内。阴极置于骨折处，阳极置于软组织内。通过适当参数的电流，可以在阴极附近引起电偶极矩，促进骨生成。电流小于 5μA 时无效，5 ～ 10μA 时可以增加成骨，而大于 20μA 时会使骨细胞坏死。负极可以引起氧损耗和产生羟基原子团。如果在阳极附近有可能使细胞坏死，那么就可以把阳极移到皮肤表面，这样就可以完全避免。此外，还有半植入式电刺激法。它是将阴极刺入骨折端，阳极置于皮肤上。电极最常使用的形状有针形、螺钉形等，阴极电极除了不锈钢外，还有银或钛等成分。阳极多用白金，电极绝缘部分则多使用聚四氟乙烯（Poly trtra fluoroethylene，PTFE）膜。除了恒定直流电以外，电极信号还有脉冲电流。

2. 电磁场成骨：将一对平行线圈置于骨折肢体两侧，线圈通以一定频率（2 ～ 100 Hz）的交流电流，于是在线圈间产生几个高斯的磁场 B。由于外加磁场 B，因此在骨折处沿骨长轴方向会产生感应电流，这是一种无损伤疗法。Bassett（1977）治疗了 149 例先天性假关节患者，成功率为 87%。其他学者也分别报道了用电磁场治疗骨不愈合、骨延迟愈合，以及手术方法失败后的关节融合等。1982 年，他们统计全世界 2 万病例，并未发现并发症。

3. 电场成骨：将肢体放于金属电极板间，金属板则组成一个电容器，通以直流或脉冲电流，由于电容的充放电，骨组织内形成一个随时间变化的电场，局部电场强度为 $1 \sim 10V/cm^{-1}$，可以促进骨骺板的生成及骨折的修复。

（三）压电膜对骨生长的影响

在研究骨与腱的正逆压电效应基础上，发现在合成的多钛的聚 –V– 甲基 –L– 谷氨酸酯（PMLG）和聚 –V– 苄基 –L– 谷氨酸酯（PBLG）的取向薄膜中存在压电效应，这是工业高分子材料的一种特性。Yasuda 等人曾报告过，在动物长管骨上加上一小块压电膜或特氟龙膜，可以刺激其生长。如图 3-2 所示，将 PMLG 膜置于鼠股骨的四头肌和二头肌上。骨和 PMLG 膜的横截面示于图的右侧。通过鼠的运动，PMLG 膜因受力而变形，在其上出现压电效应电荷。手术 16 天后，X 线检查发现四头肌侧已有新骨生成；手术第 38 天时，新骨已明显形成。Hayshi

和 Yabuki 用 PMLG 压电膜包裹周围形成骨痂，新骨痂的排列方向平行于膜的表面。Fukada 等人在兔股骨上包裹特氟龙膜（图 3-3），并维持几周后进行手术。手术 4 周后，X 线检查发现骨痂已在特氟龙膜周围生长，最终形成强健的骨桥。Susuki（1975）用驻极体治愈了一例骨折不愈合的患者（图 3-4）。

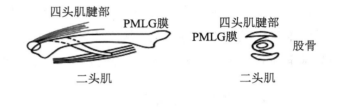

图 3-2　PMLG 膜被固定在四头肌腱和二头肌腱上

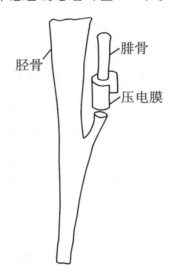

图 3-3　在腓骨间隙中放置一个圆柱形 PMLG 压电膜

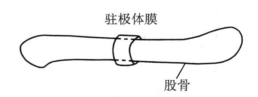

图 3-4　将驻极体膜缠绕在股骨上

如果将 PMLG 膜和特氟龙膜一起放置于鼠股骨周围长达 11 个月，新骨几乎全部消失，这表明随着时间的推移，其电荷量会衰减，但 PMLG 膜的压电性不会改变。压电膜可以促进骨生长，原因在于将压电膜植入动物体内后，膜被导电组织液所包围。压电膜因动物运动而产生变形，在其上出现极化电荷，从而引起膜周围离子流动。这些离子流可以造成电刺激，加速骨细胞增殖和代谢作用。

二、力电效应对骨重建和修复影响的实验观察

通过动物实验，我们可以观察电流对骨重建的影响。我们所采用的是恒压、低强度直流电。这种电流强度可以是不随时间改变的恒定电流，也可以是随时间改变的疏密波或脉冲电流。我们将交流电源通过全波整流、滤流、变压、稳压等处理后而组成应用装置。设计框架如图 3-5 所示。

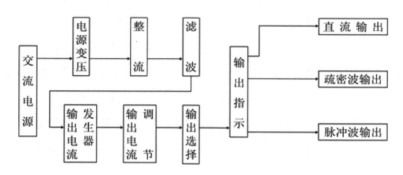

图 3-5　直流电源系统框图

这项实验的开展时间较短，只使用了 8 只动物，并且每只动物采用了不同的电流强度和给电时间。尽管如此，我们仍然能够明显观察到电流对骨重建的影响。由于数量较少，观察指标也较多，因此目前还难以进行统计学处理。下面是一个例子（表 3-1）。

实验对象：当年雄鸡小腿骨，体重为 0.85kg。

电流强度：18μA。

实验时间：共计 9 天，每天给电 7 小时 30 分钟，总计 67 小时。

电极距离：1.2cm。

结果：实验表明微电流对骨重建有明显影响。

表 3-1　微电流对骨重建的影响

观察项目	实验肢			对照肢		
X 线观察	小腿骨变粗			相对直径较小		
标本测量直径	正面	8.14mm	平均 7.22mm	正面	6.50mm	平均 5.37mm
	侧面	6.18mm		侧面	4.42mm	
平均壁厚	0.43mm			0.70mm		
同部位等长度重量	2.16g			1.61g		

1. 经临床观察和动物实验研究发现，电效应可影响骨的重建，并对骨的修复有促进作用。因此可以推论，骨对力环境的反馈和骨的修复机制与骨的电性质有关。

2. 实验结果支持在股骨头新疗法中采用有选择、有节制的髋关节功能锻炼。从骨力电性质角度看，功能活动可使髋关节获得间断性生理应力，由于骨的力电效应，髋关节将产生电位；同时，功能活动可提高局部体温，由骨的热电效应，出现极化电荷，它是压电效应的次极效应。因此，适时、适度地进行髋关节模造八法功能锻炼，有助于加速、改善髋关节功能，修复坏死股骨头。此外，功能锻炼还可促进血液循环，预防肌肉萎缩和软组织粘连等问题。

3. 在股骨头坏死的治疗过程中，主要是控制坏死股骨头发展和促进新骨生长的修复阶段，这是在一个闭合的反馈系统中进行的"继发性长周期功能适应"修复。环境特征将作为一种信息输入反馈系统，从而调整骨的修复。因此，在髋关节功能锻炼中应服从修复的需要。

4. 通过上述观察和实验可知，改变作用于人体骨上的"力环境"或"电效应"均能影响骨的电性质，从而促进骨重建。载荷大小或电效应强弱将决定骨的重建方式。根据本实验结果，可以支持骨折治疗中"弹性固定准则"理论中提出的"非功能替代"观点，即要求固定既具有几何上的稳定性，又不会干扰骨应承受的力学状态。这样才能保证骨折端获得如上述实验提到的电效应。

三、穴位释放中药活性物质促进骨结构修复

（一）电刺激的电流形式

电流刺激可采用以下三种电流形式：①超低频脉冲电流。②低频脉冲电流。③中频脉冲电流。利用脉冲电磁场刺激成骨，依据的是"感应耦合"原理。

中药温肾益精可促进细胞和机体的生长发育及代谢过程。根据中医学理论，"肾主生长""肾主生殖""肾主骨"，因此股骨头坏死会导致机体组织细胞和基础结构成分破坏，内平衡失调。温肾益精中药能促进细胞及机体的生长发育过程，能使垂体生长激素细胞及甲状腺细胞增加，其结构趋向正常，多种化学成分和亚微结构接近正常；使骨重量增加，骺板无机焦磷酸酶活性上升，细胞层次增多；有明显的促进骨生长发育和钙化，促进器官的核酸及蛋白质合成的作用。

根据 Wolff 定律和骨的力电性质，通过外加电信号刺激骨细胞生长；同时，通过穴位器按骨轴线经穴位释放中药活性物质，清除骨细胞陷窝脂肪滴，改善微循环，促进骨修复。已有学者通过 X 线和力学测试观察，认为电脉冲磁场能促进骨纤维软骨进行骨化，是提高骨刚度和强度的因素。

随着钙盐沉积不断增加，在股骨头坏死区骨小梁的强度、密度、刚度逐渐恢复，骨量增加，

这是黄氏疗法在治疗过程中，股骨头承受自身重量练功，坏死股骨头不再塌陷的原因所在。脉冲电磁场能刺激成骨细胞的活性，使纤维软骨钙化，使钙沉积，动物实验证明：成骨细胞多，软骨细胞少。骨坏死后成骨细胞衰退，影响成骨，通过承载丸系列中药释放活性物质，诱导刺激间充质细胞，促进骨修复、生长。使钙离子代谢学说、脱氧核糖核酸（DNA）合成蛋白学说和电信号改变细胞周围环境，改善纤维软骨细胞作用，清除骨内坏死骨组织，清除骨细胞内骨陷窝内脂肪滴，修复微循环正常分布，活跃离子交换和钙的代谢过程，使钙离子通过细胞膜和线粒体膜，在线粒体内积聚膨大，向胶原基质释放形成羟磷灰石的骨化基质，提高骨小梁的强度和刚性，能使坏死塌陷的股骨头停止塌陷，得以修复。

（二）穴位器的功能

经络是人体气血通路，可营阴阳、濡筋骨、利关节，经络上的不同穴位反映不同病变的性质和部位。穴位器作用于人体经络的穴位，一方面可加速将中药有效成分向体内释放，疏导调节脏腑气血功能，作用于病所，促进股骨头坏死的修复；另一方面，发出调频调幅振荡电信号，在振荡电场下，可促进骨骺软骨细胞DNA的合成。毛细血管在活化物质刺激下，新生大量微血管床，提高细胞的供血、供氧、供给能量和营养物质，清除有害的肌酸、乳酸和二氧化碳等代谢废物，改善髋关节内环境，促进股骨头内结构死骨的清除和新骨的生长。

（三）中药控释系统

中药控释系统通过穴位将有效中药成分释放到体内，改善坏死股骨头的微量元素结构，促进骨的修复。股骨头坏死是关节囊内的病理变化，中药有效成分通过穴位透过肌理、筋骨到达股骨头内部，起到托朽骨长新骨、祛腐生新的功效，加速坏死股骨头的修复。控释过程示意图如下（图3-6）。

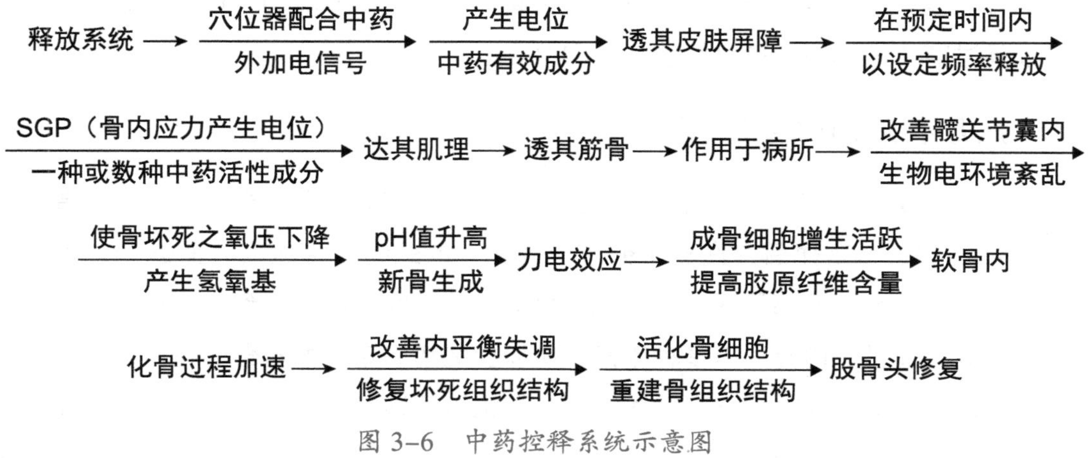

图 3-6　中药控释系统示意图

四、促进骨生长的因素分析

影响骨生长的因素是多方面的，许多学者曾进行了研究，这些研究成果促进了股骨头坏死治疗仪的成功研制。下面将对主要的几种因素进行简要介绍。

（一）间断性压力对成骨细胞的作用

通过实验设计，间断性压力对成骨细胞的作用得到了探究。研究者采用一种机械装置，在鸡胚绒毛尿囊膜上培养半截断骨组织时，能实现间断性和持续性纵向加压，构建出培养骨组织修复的生物力学模型。利用 X 线、光镜、电子显微镜和扫描电镜等手段对此模型进行观察和分析，证实了间断性压力对成骨细胞有促进作用。

运用此模型，以 X 线、光镜、电子显微镜和扫描电镜为手段，观察了在间断压力（2.0×10^{-3} ～ 5.1×10^{-2} N，1.0Hz/s，3.0min/ 次，2h/d）作用下骨修复过程形态变化，并利用能谱分析仪测量骨修复，证明间断性压力能够促进骨的修复和重建，并且在一定范围内，重建程度与施加的力值呈正相关。

为比较间断压力与持续压力应力对骨修复的作用效果，采用电子计算机图像处理系统对不脱钙骨切片做图像分析，定量地对比间断加压高力组（3.4×10^{-2} ～ 5.1×10^{-2} N）与低力组（4.9×10^{-3} ～ 1.35×10^{-2} N），持续加压高力组（3.1×10^{-2} ～ 4.4×10^{-2} N）与低力组（3.3×10^{-3} ～ 1.0×10^{-2} N），以及对照组五个处理组间，包括 tBV、VV–OS–1、SV–OS–1、SV–DSB 和 DBI 等 14 组指标参数和均数，研究结果表明，间断加压对骨的重建具有肯定的促进作用，而持续加压的作用相对较弱。此外，加压力值的大小与愈合程度之间存在关联。

在成骨细胞离体培养试验中，实验组接受了间断性的 0.98MPa 压力变化（15 分钟加压，15 分钟放松，2 周期 / 小时，每天加压 8 小时）。结果发现，实验组中成骨细胞数量逐渐增加，与对照组相比存在显著差异。此外，实验组中碱性磷酸活性也明显增加。这些实验结果提示，间断性加压可以促进离体培养中的成骨细胞增殖和分化。

（二）压力作用对成骨细胞的影响

1. 培养骨组织及成骨细胞的生物力学研究概况。自从 Wolff 提出机械力可以塑造骨的形状并影响骨的内部结构这一定律后，许多研究者已经在骨的生物力学适应方面进行了大量的研究。但是，由于大多数研究工作都是在动物实验水平进行的，实验动物受到了复杂生理环境的影响，比如肌肉、神经、血供、内分泌等多种因素，所以要纯粹确定压力对骨的作用几乎是不可能的。自从 Fell（1928）报道了骨组织培养技术以来，骨组织及细胞的生物力学研究应运而生。特别是近十几年来，成骨细胞的培养水平有了较大发展，使得骨生物力学研究进入了一个新的时代。就像培养骨组织的生物力学研究创始人之一 Gluckmann 所说的那样："许多复杂的生理因素在组织培养中可被去除，骨和软骨可在没有血管、神经和肌肉的情况下在体外生长，因此观察组织结构与已知压力的直接影响关系较在体内更为精确。"

2. 应力对培养骨组织及成骨细胞的作用。结缔组织的稳定性与胶原的生理特性密切相关。Meikle（1982）和 Yeh（1989）在颅骨缝隙纤维关节上施加牵张力后，发现新合成的胶原会增加。随着张力的增大，纤维关节间的细胞增殖和骨形成也相应增加。Copray（1985）发现间断压应力（约 $5 \times 10^{-3}N$）可促进骨基质硫酸氨基多糖和胶原合成。

3. 基质及软骨的矿化。Bagi 和 Burger（1988）通过流体静力学压力施加于胚胎小鼠长骨，观察到间断性压力（0.3Hz，1.32N）能够促进硫酸盐和骨基质的结合，在骨干部分实验组中高出对照组一倍，在干骺端高出 20%。Klein-Nulend（1986）发现，增加间断或持续的压力都能促进钙和磷与骨基质的结合，其中间断性压力的效果远远高于持续性压力。相比对照组，间断压力实验组钙的结合率增加了 241%，磷的结合率增加了 144%。而持续压力实验组钙的结合率增加了 84%，磷的结合率增加了 59%。

4. 细胞的增殖与分化。Hasegawa（1985）等人报道了在培养皿顶部施加间断压力（10 分钟加力，10 分钟放松）后，贴附于培养皿基板上的成骨细胞显示出脱氧核糖核酸（DNA）合成增加了 64%，胶原合成增加了 33%。Miwa（1991）等人通过离心法施加力于成骨样细胞（MC3t3-E1），发现 DNA 的合成增加了对照组的 150%，但同时抑制了碱性磷酸酶活性，而这通常被认为是成骨细胞分化的标志。Buckley（1988）等人提供了一个培养成骨细胞的循环机械张力模型，并发现在培养后第 2～3 天，成骨细胞数增加了 1.8 倍，DNA 合成增加了 1.4～2 倍。然而 Ozawa（1990）等人连续施加三个大气压于成骨样细胞（MC3t3-E1），发现持续加压会抑制碱性磷酸酶活性，并且抑制胶原的合成和矿化，但对 DNA 的合成没有影响。因此，到底是间断性还是持续性压力更符合生理性应力，需要进一步研究。

（三）骨组织及细胞的显微损伤促进骨的形成

在强载荷下，骨组织和细胞可产生微损伤。这些损伤会影响骨和细胞电势能、细胞外环境、细胞膜离子通道，以及骨矿物的溶解性变化。Murray 和 Rushton（1990）研究了离体培养的成骨细胞在生理和病理应变状态下的反应，实验证明在这两种应变状态下，成骨细胞内前列腺素（PGEZ）的水平均升高，并且伴随着细胞 DNA 的合成加速和环核苷酸（CAMP）的增高。因此，有理由认为微小损伤可以促进成骨细胞的增殖。

不少研究表明，应力可以刺激成骨细胞内 PGEZ 的增加。此外，多数研究者认为前列腺素是成骨细胞增殖和分化的重要调节因子。Murray（1990）曾开展实验，表明应力和应变可以引起成骨细胞内 PGEZ 的增加，并且伴随着成骨细胞 DNA 合成和环核苷酸（CAMP）的增加。

Yeh（1984）也进行了PGEZ水平的检测，并认为PGEZ可以引起骨的吸收。但是，如果含量足够高，则可以刺激骨的形成。这种骨的吸收是通过成骨细胞和破骨细胞的"耦合"机制实现的。此外，Yeh进一步阐述了PGEZ影响成骨细胞增殖与分化的中间环节，具体表现：①离子通道的开放。②腺环化酶。③磷脂分解的起初。而且这些环节通过复杂的反馈系统来调控，如钙的流通量和蛋白激酶的活性。

然而，Ozawa等则给予成骨样细胞连续压力，发现虽然有PGEZ的增加，但细胞DNA的合成与对照组相比没有明显差异，而且细胞碱性磷酸酶的活性反而受到抑制。Nagai（1989）的实验也显示PGEZ的增加不能促进成骨细胞DNA合成。因此，Ozawa等认为PGEZ的增加并不一定是由机械刺激所引起，而可能仅仅表示在某些对机械力比较敏感的细胞中存在着"机械力受体"。

（四）环核苷酸对骨形成的调节机制

Rodan（1975）首先提出CAMP和CGMP是促进骨形成和骨重建的重要调节因子。随后的许多实验都验证了在力的作用下，离体培养的骨组织和成骨细胞会产生CAMP和CGMP的变化，并且认为环核苷酸作为成骨细胞的第二信使而发挥其效用。Rodan等（1975）的实验结果显示，在60kPa的压力环境下，离体培养的胚胎软骨中CAMP和CGMP的含量较对照组下降，而CAMP的下降是由于骨钙吸收所致。之后，Somjen（1980）和Murray（1990）的实验中显示应变刺激可以使离体培养的成骨细胞CAMP水平增高，并伴随着DNA合成的增加。尽管不同实验中CAMP水平的变化存在差异，但目前仍没有一个统一的解释，也许是因为CAMP在不同的细胞种类中具有不同的反应状态。此外，Somjen还阐述了环核苷酸在骨生长过程中其含量的变化是由PGEZ来调控的，应力作用下骨细胞内PGEZ的增高将增加环核苷酸酶活性或抑制磷酸二酯酶的活性。最终，化学因子PGEZ、CAMP和CGMP等对于骨生长和骨修复的作用机制仍需进一步深入研究。

综上所述，骨组织和成骨细胞离体培养技术使骨的生物力学研究进入了一个新的水平。该技术不仅可以排除动物实验中难以排除的复杂生理因素，而且可以有效探讨细胞水平、亚细胞水平和分子水平骨组织细胞的生物力学特性。

因此，应力和HC-5B型股骨头坏死治疗仪的电信号确实会引起骨细胞反应，从而促进骨生长。而HC-5B型股骨头坏死治疗仪的成功之处在于结合了外加电信号和中医药理论。根据骨力电效应理论，力电之间还有耦合作用，力在骨内产生电信号，外加电信号也会在骨内产生应力。该治疗仪利用调频调幅交变电信号在骨内产生交变电信号和交变应力刺激细胞生长，并且根据中医经络学和中药理论将电信号经过穴位施加中药有效成分，同时释放病变部位。临床实践证明这种结合中西医理论发明的仪器疗效确切，对坏死股骨头的修复具有重要意义。

第二节　股骨头坏死 1425 例治疗效果回顾性分析

自 1997 年 7 月至 2005 年 12 月，北京皇城股骨头坏死专科医院应用黄氏股骨头坏死中医药系列疗法治疗股骨头坏死患者 6000 余例。其中，选择了连续接受 4 个疗程以上治疗的随机抽取 1425 例（2559 髋）患者进行回顾性分析。

一、对象和方法

1. 设计：回顾性病例分析。

2. 时间及地点：本研究于 1997 年 7 月至 2005 年 12 月在北京皇城股骨头坏死专科医院完成。

3. 对象：选择收治于北京皇城股骨头坏死专科医院的 1442 例股骨头坏死患者作为研究对象，其中男性 988 例，女性 454 例；年龄介于 17 ～ 82 岁之间，平均年龄为 42 岁；左侧髋部发生病变 162 例，右侧髋部发生病变 163 例，双侧髋部均发生病变 1117 例，共计 2559 个髋部。所有患者均已知晓治疗及实验方案并给予知情同意，并已获得医院伦理道德委员会的批准。

（1）发病原因：根据患者病史的分析，外伤为主要诱因，共 317 例（508 个髋部），占患者数的 22.25%，占总髋数的 19.85%；激素因素所致的股骨头坏死共 390 例（743 个髋部），占患者数的 27.37%，占总髋数的 29.03%；饮酒所致的股骨头坏死共 250 例（476 个髋部），占患者数的 17.54%，占总髋数的 18.60%；先天结构不良所致的股骨头坏死 31 例（52 个髋部），占患者数的 2.16%，占总髋数的 2.03%；其他原因导致的股骨头坏死共 437 例（780 个髋部），占患者数的 30.67%，占总髋数的 30.48%。

（2）分期情况：按照《非手术股骨头坏死治疗学》中股骨头坏死的分期标准（参照 Ficat 分期标准、Mont 分期标准和 Marcus 分期标准），采用股骨头坏死计算机图像诊断系统对 X 线进行处理，根据各种图像信息和量化分析结果，将股骨头坏死分为 4 期。

1 期：股骨头轮廓线毛糙，股骨头中心区下方承载骨小梁系统超微结构出现骨小梁不全断裂不连续，排列紊乱，骨小梁束弯曲有结节，失去正常结构几何图形关系，出现小片云雾状的结构变异，骨小梁结构不丰满，有时出现枯树枝样变化；灰度值无明显变化，异常面积小于全头 10%。共 191 个髋部，占总髋数的 7.46%。

2 期：股骨头表面壳状碎裂，小囊变区骨小梁结构模糊、稀疏，囊变区边界硬化环周围可见骨小梁紊乱，间隙不均匀，承载区骨小梁出现不规则裂隙，或微小塌陷小病灶，也可见骨小梁束出现硬化小节结；灰度值异常面积占全头 10% ～ 30%。共 570 个髋部，占总髋数的 22.27%。

3 期：股骨头形态改变，表面凸凹不平或轻度塌陷，或骨小梁分布错乱重叠，股骨头轮廓线模糊不连续菲薄，出现一个或多个硬化或囊性病灶，髋关节间隙增宽或变窄，密度极不均匀；灰度值异常面积占全头 30% ~ 50%。共 643 个髋部，占总髋数的 25.13%。

4 期：股骨头形态明显改变，出现不规则塌陷或整体塌陷，或异常增大，髋臼内缘、外缘出现异位性骨化伴骨性髋关节炎，骨小梁结构溶解或致密，出现不规则断裂带，股骨头呈溶骨性或硬化样改变，髋关节间隙狭窄或消失，髋关节结构伴有脱位或半脱位；灰度值异常面积占全头 50% 以上。

1 期有 191 个髋部，占总髋数的 7.46%；2 期有 570 个髋部，占总髋数的 22.27%；3 期有 643 个髋部，占总髋数的 25.13%；4 期有 1155 个髋部，占总髋数的 45.13%。

4. 方法：口服承载丸，每日三次，每次 1 粒。采用股骨头坏死治疗仪治疗，每日两次，每次治疗时间为 25 分钟。每次治疗需要在髋关节周围选定两组穴位，并根据类型和病变程度等因素选择以下两种外用中药之一（红宝散、珍芪散、生骨散），制成药垫并将其固定在股骨头坏死治疗仪的主、副穴位器和穴位之间，然后启动治疗仪，开始治疗（表 3-2）。进行髋关节动态模拟锻炼，每日两次，每次锻炼时间为 30 ~ 120 分钟。

表 3-2 所用药品、剂量、仪器

药品及仪器	剂量
口服承载丸	6 g/ 丸
红宝散	8 g/ 袋
珍芪散	8 g/ 袋
生骨散	8 g/ 袋
股骨头坏死治疗仪	北京皇城股骨头坏死研究所（京械注准 2019 第 20152260308 号）

二、疗效评价

根据《股骨头坏死非手术治疗学》中的股骨头坏死修复与功能重建量化标准（该标准参考了《中医病证诊断疗效标准》和《成人股骨头缺血性坏死疗效评价（百分比）草案》，本评价是基于治疗前后的对比进行的），评定标准包括 X 线评定和临床评定。其中，X 线评定占总分的 30 分；临床评定占总分的 70 分，包括髋关节活动度评分为 30 分，髋关节承载能力评分为 30 分，疼痛情况评分为 10 分。

1. X 线评定标准：根据不同期别进行评分，具体如下：治疗前 1 期 25 分，2 期 15 分，3 期 5 分，4 期 0 分。X 线量化评定标准详见表 3-3。

表 3-3 X 线量化评定标准

分项	评定标准	得分（分）
1 项	髋关节头、臼轮廓线清晰	6
	关节面光滑＞ 2/3	5
	关节面光滑＞ 1/3	3
	关节面不光滑、毛糙、凹凸不平	0
2 项	骨密度均匀增强，骨小梁按应力分布	6
	骨密度均匀增强＞ 2/3	5
	骨密度均匀增强＞ 1/3	3
	骨小梁错乱或消失，骨质吸收溶解	0
3 项	死骨成活，囊变区基本消失	6
	坏死区修复＞ 2/3	5
	坏死区修复＞ 1/3 或周围有新骨生长	3
	坏死区无变化或增大	0
4 项	股骨头形态重塑，定型清晰	6
	股骨头仍保持原形态或略有变形，股骨头碎裂有 2/3 以上融合	5
	股骨头碎裂有 1/3 以上融合	3
	股骨头破碎，进一步塌陷	0
5 项	关节间隙正常或虽有改变，但间隙等宽清晰，半脱位纠正	6
	关节间隙变窄或增宽＜ 2 mm，半脱位改善	5
	关节间隙变窄或增宽＜ 3 mm，半脱位略有改善或保持原状态	3
	关节间隙模糊或消失，股骨头出现半脱位或原半脱位加重	0

2. 髋关节活动度量化评定标准，见表 3-4。

表 3-4 髋关节活动度量化评定标准

分项	评定标准	得分（分）
屈髋	＞ 90°	10
	60°～ 90°	8
	30°～ 60°	6
	＜ 30°	4
外展	＞ 30°	6
	15°～ 30°	4
	5°～ 15°	3
	＜ 5°	0
内收	＞ 30°	6
	15°～ 30°	4
	5°～ 15°	3
	＜ 5°	0
内旋	＞ 15°	4
	5°～ 15	2
	＜ 5°	0

（续表）

分项	评定标准	得分（分）
外旋	＞ 15°	4
	5° ～ 15	2
	＜ 5°	0

3. 髋关节承载能力和疼痛情况量化评定标准，见表 3-5。

表 3-5　髋关节承载能力和疼痛情况量化评定标准

分项	评定标准	得分（分）
行走距离	徒步行走＞ 1000 米	15
	徒步行走 500 ～ 1000 米或持拐行走＞ 1000 米	10
	徒步行走 100 ～ 500 米或持拐行走＞ 500 米	5
	持拐站立，行走艰难无力	0
跛行程度	无跛行	15
	轻度跛行	10
	中度跛行	5
	严重跛行	0
疼痛情况	无痛	10
	活动时有不适感，休息后缓解	8
	疼痛可以忍受	4
	疼痛难以忍受	0

4. 疗效评定标准，见表 3-6。

表 3-6　疗效评定标准

分期	优	良	可	差
1 期	＞ 85 分	70 ～ 85 分	55 ～ 70 分	＜ 55 分
2 期	＞ 80 分	65 ～ 80 分	50 ～ 65 分	＜ 50 分
3 期	＞ 75 分	60 ～ 75 分	45 ～ 60 分	＜ 45 分
4 期	＞ 70 分	55 ～ 70 分	40 ～ 55 分	＜ 40 分

5. 主要观察指标包括病变分期及病因对治疗效果的影响以及疗效优良率。

6. 设计、实施和评估均由本文作者完成，并且已经接受过正规培训。

7. 统计学分析方面，所有资料在校验无误后被输入计算机并建立数据库。本研究采用 SPSS 13.0 统计软件进行数据处理，作者使用配对 t 检验法对患者治疗前后左右髋评分进行配对分析。

三、结果

1.参与者数量方面，本研究纳入了1425例股骨头坏死患者，并且所有患者都参与了结果分析，无任何脱落情况。

2.治疗前后评分比较。左髋：治疗前后评分配对有相关关系（$r=0.646$，$P=0.00$）；治疗前后评分差异有显著性意义（$t=-64.048$，双尾检验概率 $P=0.00$）。右髋：治疗前后评分配对有相关关系（$r=0.633$，$P=0.00$）；治疗前后评分差异有显著性意义（$t=-63.270$，双尾检验概率 $P=0.00$）。

3.不同分期治疗结果单因素方差分析，见表3-7。

表3-7 不同分期的治疗结果（n/%）

分期	n（总髋数）	优	良	可	差	优良率（%）	总有效率（%）
1 期	191	117/61.26	71/37.17	1/0.52	2/1.05	98.43	98.95
2 期	570	316/55.44	195/34.21	36/6.32	23/4.04	89.65	95.96
3 期	643	357/55.52	181/28.15	75/11.66	30/4.67	83.67	95.33
4 期	1155	493/42.68	330/28.57	242/20.95	90/7.79	71.26	92.21

根据表3-7所示的结果，在对各期"优"和"良"的治疗效果评分进行单因素方差分析，并采用LSD法进行多重比较之后发现，各病变分期的评分差异具备显著性意义（$P < 0.05$）。这一结果表明，股骨头坏死的治疗效果与病情轻重密切相关，病变发现越早、病情越轻，治疗效果就越好。

4.不同病因治疗结果单因素方差分析，见表3-8。

表3-8 不同病因的治疗结果（n/%）

病因	n（总髋数）	优	良	可	差	优良率（%）	总有效率（%）
外伤	508	283/55.71	147/28.94	49/9.65	29/5.71	84.65	94.29
激素	743	332/44.68	250/33.65	126/16.96	35/4.71	78.33	95.29
酗酒	476	242/50.84	132/27.73	59/12.39	43/9.03	78.57	90.97
结构不良	52	34/65.38	15/28.85	3/5.77	0/0	94.23	100
其他	780	391/50.13	234/30.00	117/15.00	38/4.87	80.13	95.13

根据表3-8所示的结果，对5种病因组的"优"和"良"治疗效果评分进行单因素方差分析，并采用Dunnett法将结构不良组和外伤组分别与其他4种原因组进行逐一比较后，发现结构不良组与其他4组评分差异具有显著性意义（$P < 0.05$），而外伤组与结构不良组的差异则无显著性意义（$P > 0.05$），与其余3组的差异则具有显著性意义（$P < 0.05$）。这说明股骨头坏死的疗效与发病原因具有一定关系，由结构不良和外伤所致的患者的治疗效果优于由激素、酗酒等原因所致的患者。

在治疗方面，患者接受的治疗时间最长为 17 个疗程（51 个月），最短为 4 个疗程（12 个月），平均治疗时间为 7.02 个疗程（21.06 个月）。随访时间最长为 8 年，最短为 6 个月。在治疗后的评估中，共有 1283 只髋关节被评为"优"，777 只髋关节被评为"良"，354 只髋关节被评为"可"，145 只髋关节被评为"差"，治疗的优良率为 80.50%，有效率为 94.33%。

四、管见

股骨头坏死是一种复杂的骨科疾病，它会导致髋关节疼痛和功能障碍。它的治疗需要一个系统的工程，而不是简单地使用一个药物解决。目前，国内外缺乏公认的统一的髋关节疗效评定标准，但从现在所使用的众多疗效标准看，都是从功能及影像学方面进行评价，评价的重点放在疼痛、生活能力、关节活动度、行走距离等功能方面。

股骨头坏死的疗效受到多个因素的影响，包括发病原因和病变程度等。一般来说，病情越轻，治疗效果就越好，所需治疗时间也越短。1 期和 2 期患者骨结构修复的同时，生活能力也会接近正常人。中晚期患者，由于股骨头形态变化和关节功能障碍严重，即使骨结构得到修复，也很难恢复正常的形态和关节功能，所以能满足生活最基本需要就是这部分患者的最好归宿。

研究还发现，以结构变异和外伤发病原因的患者疗效较好，优于激素、酗酒等原因。结构变异多是患者先天髋关节发育不良，应力集中所致，在治疗上采用改善髋关节不良结构的方法，使受力状态得到改善，骨结构及关节疼痛及功能也得到恢复。外伤所致的股骨头坏死，一般是因为股骨颈骨折、髋关节脱位等局部的损伤和血运受阻，治疗上只要改善髋关节局部的修复环境就能取得较满意的效果。而激素和酗酒等因素所致的股骨头坏死疗效较差，应考虑全身受损的缘故。

对股骨头坏死患者的治疗，需要根据不同年龄、性别、职业及髋关节结构的病理变化等，设计正确科学的治疗方案，采用内治与外治相结合的治疗方法，保存髋关节结构的完整性，激发股骨头固有的修复属性，无损伤修复骨结构，改善或恢复髋关节功能，从而提高患者生活质量。早期诊断、早期治疗意义重大。

第三节　中医综合疗法治疗股骨头坏死疗效观察

北京皇城股骨头坏死专科医院为国家中医药管理局骨伤科重点专科医院，并制定了中医治疗"骨蚀（股骨头坏死）"的诊疗方案。该方案是笔者依据中医学理论、骨伤生物力学、应力－电力法则和 Wolff 定律等多领域学科，研制的中医综合疗法。该疗法于 2003 年被国家中医药管理局评为中医药科技成果推广项目（国中医药成办〔2003〕34 号文件）。该方案具有在骨结构修复过程中保持髋关节结构完整性、改善修复环境、激发骨组织自我修复能力等特点。治疗目的为补肾壮骨、益髓填精、修复骨结构、改善髋关节功能。该诊疗方案已成功治疗 3000 余例股骨头坏死患者，并于 2010 年 1 月至 2012 年 12 月随机选取 785 例（1410 髋）患者进行连续 4 ～ 12 个疗程（3 个月 1 个疗程）以上的疗效分析。

一、临床资料

（一）一般资料

北京皇城股骨头坏死专科医院治疗的股骨头坏死患者共 785 例，其中男性 538 例、女性 247 例。患者年龄最大 85 岁，最小 18 岁，平均年龄为 44.6 岁。受影响的髋关节中，左侧占 87 例，右侧占 73 例，双侧共计 625 例，共涉及 1410 个髋关节。

（二）发病原因

外伤（包括股骨颈骨折）导致的股骨头坏死 229 例，共涉及 317 个髋关节，占患者总数的 29.17%，占受影响髋关节总数的 22.48%；应用糖皮质激素导致的 244 例，共涉及 485 个髋关节，占患者总数的 31.08%，占受影响髋关节总数的 34.40%；酗酒引起的 114 例，共涉及 227 个髋关节，占患者总数的 14.52%，占受影响髋关节总数的 16.10%；其他原因引起的 198 例，共涉及 381 个髋关节，占患者总数的 25.22%，占受影响髋关节总数的 27.02%。

（三）分期情况

按照国家中医药管理局"十一五"重点专科（专病）建设项目——骨蚀（股骨头坏死）诊疗方案所采用的分期标准，即 1993 年国际骨循环研究会（Association Research Circulation Osseous, ARCO）提出的国际分期标准进行分期。在治疗的 1410 个受影响的髋关节中，分期结果如下：1 期 47 个髋关节，占总髋关节数的 3.33%；2 期 171 个髋关节，占总髋关节数的 12.13%；3 期 562 个髋关节，占总髋关节数的 39.86%；4 期 630 个髋关节，占总髋关节数的 44.68%。

二、方法

（一）治疗方法

按照国家中医药管理局"十一五"重点专科（专病）建设项目——骨蚀诊疗方案的治疗方法进行治疗。

1. 口服承载丸（京药制字 Z20053005），每次 1 丸，每日 3 次。

2. 中药煎剂治疗。

（1）肝肾阴虚证，使用补肾壮骨汤，由生地黄、熟地黄、山茱萸、牡丹皮、山药等中药组成。每日1剂，早晚饭前分服。

（2）气虚瘀毒证，使用扶正壮骨汤，由人参、山药、熟地黄、白芍、杜仲等中药组成。每日1剂，早晚饭前半小时分服。

（3）肾阳虚损证，使用温肾壮骨汤，由鹿茸、金樱子、山茱萸、杜仲、夜交藤等中药组成。每日1剂，早晚饭前半小时分服。

（4）气滞血瘀证，使用祛瘀壮骨汤，由当归、赤芍、地龙、桃仁、藏红花等中药组成。每日1剂，早晚饭前半小时分服。

（5）痰湿蕴结证，使用胜湿壮骨汤，由木瓜、川牛膝、川芎、独活等中药组成。每日1剂，早晚饭前半小时分服。

3. 电信号中药穴位释放法，应用北京皇城股骨头坏死研究所生产的股骨头坏死治疗仪治疗，每次30分钟，每日两次。每次治疗需选择主、副两组穴位，其中主穴必须选在髋关节周围，副穴可选在臀部或下肢，再根据类型、病变程度等选择以下两种外用中药：红宝散、珍芪散、生骨散。将药垫固定在股骨头坏死治疗仪主、副穴位器和穴位之间，然后启动仪器开始治疗。

4. 髋关节动态模造法，每日两次，每次30～120分钟。

5. 骨盆结构平衡调整法，每日一次或隔日一次，每次20分钟。

6. 髋关节揉筋松解按摩法，每日一次或隔日一次，每次20分钟。

7. 中药泡洗或中药雾化熏蒸法，隔日一次，每次20分钟。

（二）疗效评价

按照国家中医药管理局重点专科（专病）建设项目——骨蚀（股骨头坏死）诊疗方案的评价标准，采用髋关节 Harris 评分标准进行评价。

（三）主要观察指标

1. 观察指标：患者治疗前后髋关节疼痛、行走距离、行走步态及髋关节活动度、X 线的变化情况。

2. 考虑病变分期、病因及证候对治疗效果的影响。

3. 采用疗效优良率、有效率等指标对疗效进行评价。

（四）设计、实施、评估者

本文作者是该研究的设计者、实施者及评估者，并且已经接受过正规培训。

（五）统计学分析

在核对了所有资料无误后，经过输入计算机并建立数据库，采用 SPSS 18.0 统计软件进行数据处理。对患者治疗前后左右髋关节评分进行配对，使用配对 t 检验进行统计学分析。

三、结果

（一）参与者数据分析

该研究纳入了 785 例股骨头坏死患者，并对其全部数据进行了结果分析。

（二）治疗前后评分比较

1. 治疗前后疼痛评分比较

（1）左髋：治疗前后评分存在相关关系（$r=0.438$，$P=0.00$），治疗前后评分差异有显著性意义（$t=-21.038$，双尾检验概率 $P=0.00$）。

（2）右髋：治疗前后评分存在相关关系（$r=0.462$，$P=0.00$），治疗前后评分差异有显著性意义（$t=-20.458$，双尾检验概率 $P=0.00$）。

以上结果表明，该疗法能够显著缓解股骨头坏死患者的髋关节疼痛，具有统计学意义。

2. 治疗前后行走距离评分比较

治疗前后评分存在相关关系（$r=0.332$，$P=0.00$），治疗前后评分差异有显著性意义（$t=-22.132$，双尾检验概率 $P=0.00$）。

以上结果表明，该疗法能够明显改善股骨头坏死患者的行走距离，具有统计学意义。

3. 治疗前后步态评分比较

治疗前后评分存在相关关系（$r=0.402$，$P=0.00$），治疗前后评分差异有显著性意义（$t=-19.173$，双尾检验概率 $P=0.00$）。

以上结果表明，该疗法能够明显改善股骨头坏死患者的行走步态，具有统计学意义。

4. 治疗前后髋关节活动度评分比较

（1）左髋：治疗前后评分存在相关关系（$r=0.501$，$P=0.00$），治疗前后评分差异有显著性意义（$t=-15.766$，双尾检验概率 $P=0.00$）。

（2）右髋：治疗前后评分存在相关关系（$r=0.534$，$P=0.00$），治疗前后评分差异有显著性意义（$t=-15.347$，双尾检验概率 $P=0.00$）。

以上结果表明，该疗法能够明显改善股骨头坏死患者的髋关节活动度，具有统计学意义。

5. 治疗前后 X 线影像评分比较

（1）左髋：治疗前后评分存在相关关系（$r=0.432$，$P=0.00$），治疗前后评分差异有显著性意义（$t=-20.066$，双尾检验概率 $P=0.00$）。

（2）右髋：治疗前后评分存在相关关系（$r=0.498$，$P=0.00$），治疗前后评分差异有显著性意义（$t=-21.231$，双尾检验概率 $P=0.00$）。

以上结果表明，该疗法能够使股骨头坏死患者的髋关节骨结构明显改善，具有统计学意义。

6. 治疗前后总分比较

（1）左髋：治疗前后评分存在相关关系（$r=0.439$，$P=0.00$），治疗前后评分差异有显著性意义（$t=-24.567$，双尾检验概率 $P=0.00$）。

（2）右髋：治疗前后评分存在相关关系（$r=0.519$，$P=0.00$），治疗前后评分差异有显著性意义（$t=-24.580$，双尾检验概率 $P=0.00$）。

以上结果表明，该疗法能够使股骨头坏死患者的临床症状、体征及 X 线片显示的髋关节骨结构均明显改善，具有统计学意义。

（三）不同分期治疗结果单因素方差分析（表 3-9）

表 3-9　不同分期的治疗结果（n/%）

病因	总髋数	优	良	可	差	优良率(%)	总有效率(%)
1 期	47	47/100	0	0	0	100	100
2 期	171	163/95.32	7/4.09	1/0.58	0	99.42	100
3 期	562	314/55.87	175/30.10	62/11.03	11/1.20	87.01	98.04
4 期	630	236/37.46	263/41.75	103/16.35	28/4.44	79.20	95.56

结果表明，各病变分期的评分均值之间存在显著性意义（$P < 0.05$），说明股骨头坏死的治疗效果与病情轻重有密切关系。即病变早期发现、治疗越及时，治疗效果越好；相反，病变晚期发现、治疗越迟缓，治疗效果越差。因此，在实际临床工作中，应加强对股骨头坏死患者的早期筛查和诊断，早期采取有效的治疗措施，以提高治疗效果和改善患者的生活质量。

（四）不同病因治疗结果单因素方差分析（表 3-10）

根据表 3-10，采用 LSD 法和 Dunnett 法对四种病因组的治疗效果评分进行单因素方差分析多重比较。结果表明，外伤组与激素组、酗酒组、其他组均值之间差异显著（$P=0.00 < 0.05$），

而其他组之间的差异则不显著（$P > 0.05$）。这说明股骨头坏死的疗效与发病原因有一定关系，因外伤而致病的患者的疗效优于激素、酗酒和其他致病患者的疗效。

表 3-10　不同病因的治疗结果（n/%）

病因	总髋数	优	良	可	差	优良率(%)	总有效率(%)
外伤	317	183/57.73	113/35.65	17/5.36	4/1.26	93.38	98.74
激素	485	262/54.02	139/28.66	68/14.02	16/3.30	82.68	96.70
酗酒	227	119/52.23	71/31.28	30/13.22	7/3.08	83.70	96.92
其他	381	196/51.44	122/32.02	51/13.39	12/3.15	83.46	96.85

（五）治疗结果分析（表 3-11）

表 3-11　治疗结果分析（n/%）

总髋数	优	良	可	差	优良率(%)	总有效率(%)
1410	760/53.90	445/31.56	166/11.77	39/2.77	85.46	97.23

共治疗 785 例患者，治疗时间最长为 12 个疗程（36 个月），最短为 4 个疗程（12 个月），平均治疗时间为 6.12 个疗程（持续 24 ~ 36 个月）。

（六）典型病例

病例 1

贾某，女，46 岁，2003 年因股骨颈骨折手术穿针固定，2010 年 8 月诊断为股骨头坏死，于 2011 年 10 月来到北京皇城股骨头坏死专科医院治疗。治疗前（2011 年 10 月 5 日）X 线片显示：股骨头轻度塌陷，轮廓线不连续，承载区骨质碎裂，全头大小不等囊变区。经黄氏疗法治疗，至 2015 年 4 月 8 日复查 X 线片显示：股骨头保持原先的形态，轮廓线清晰，全头内存在大量新生骨组织，骨密度均匀（图 3-7a 和图 3-7b）。

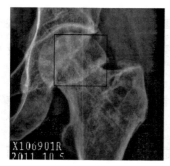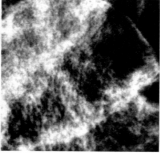

图 3-7a　治疗前 X 线片显示

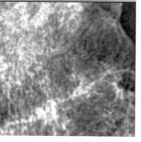

图 3-7b　治疗后 X 线片显示

病例 2

　　滕某，男，46 岁，酗酒致右侧股骨头坏死。劳累后髋部疼痛难忍，跛行，持拐行走，治疗前（2011 年 9 月 7 日）X 线片显示股骨头塌陷变形、轮廓线不连续、有囊性改变。经黄氏疗法治疗后，2017 年 1 月 5 日 X 线片显示股骨头重建重塑、形态饱满、骨结构修复，囊性改变已被新生骨小梁充填（图 3-8a 和图 3-8b）。

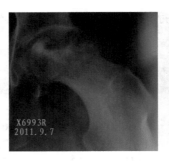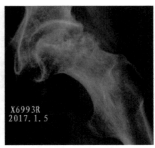

图 3-8a　治疗前　　　图 3-8b　治疗后
　X 线片显示　　　　　X 线片显示

病例 3

　　彭某，男，36 岁，因神经炎接受激素治疗导致股骨头坏死。治疗前（2010 年 9 月 28 日）X 线片显示：股骨头塌陷，形态不规则，轮廓线不清晰，骨小梁结构消失，骨密度不均匀，硬化与囊变交融并存，关节间隙变窄。经黄氏疗法治疗后（2014 年 10 月 6 日）X 线片显示：股骨头圆滑、塑形良好，轮廓线清晰，可见骨小梁网织结构，关节间隙改善（图 3-9a 和图 3-9b）。

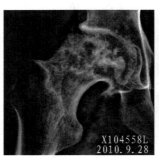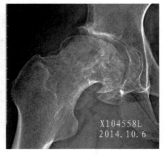

图 3-9a　治疗前　　　图 3-9b　治疗后
　X 线片显示　　　　　X 线片显示

四、讨论

　　髋关节是人体承载压力最大的杵臼关节，活动范围较广。一旦股骨头坏死，可导致髋关节疼痛和功能障碍，严重时会造成终身残疾，影响劳动能力。黄克勤教授经过多年研究认为，股骨头坏死的治疗是一个复杂的系统工程，需要进行几何形状、内部结构、力学性能、运动功能、骨内循环和骨的力电性质及功能适应性等各方面的重建与恢复。所以，针对股骨头坏死，单纯使用一种药物是无法解决问题的，应该采用中医综合疗法。

　　股骨头坏死的修复着重于结构修复和髋关节功能的改善，其目的是提高患者生活质量，而不仅仅是追求股骨头在形态学、组织学、生理学等方面的完美恢复。本文提出的治疗方法，正是基于上述理念研制而成。

承载丸是由中药组成，具有扶正固本、补肾壮骨、通经活络等作用。长期的临床研究证明，它的疗效十分确切。根据"肾主骨、生髓"等理论，该药适用于不同病因的股骨头坏死。同时，也可以根据不同情况，采用中药煎剂进行个体化治疗。

电信号中药穴位释放法是一种应用股骨头坏死治疗仪向髋部输入生物电信号，并通过特定经穴向体内热释放中药有效成分的方法，以改善髋关节内生物电化学环境和骨内应力状态为目的。这样，股骨头内失去的微量元素成分就得到了补充，从而调整成骨细胞和破骨细胞在骨重建中的作用，促进骨小梁的强度、密度、刚性和增加骨量。它还可以改善骨内循环和力学性能，祛朽骨、生新骨，从而使骨壮筋柔。

髋关节动态模造方法是一种根据功能适应性的正向和逆向效应设计的方法。通过有选择、有针对性的功能锻炼，它可以防止股骨头进一步向异形发展，调整关节间隙，增强股骨头弹性软骨与纤维软骨的力学性能，改善单位体积内骨小梁密度和强度，修复骨结构，并促使其恢复或接近恢复正常生理功能。此外，有针对性的功能锻炼还可以有效预防肌肉萎缩、关节粘连和软骨变性等，并可促进血液和体液循环，调整偏离正常生理状态的局部压强和 pH 值，降低痛感，而疼痛的减轻又可增加活动欲望和活动量。

髋关节揉筋松解按摩法是一种中医治疗方法，透过按摩作用于病所，可疏通经络、解痉散结、理气止痛，从而改善髋关节功能及下肢肌肉废用性萎缩等问题。这是治疗股骨头坏死的辅助疗法。

骨盆结构平衡调整法是应用"骨盆结构平衡调整器"进行治疗，适用于因下肢受力不均而导致的骨盆倾斜、脊柱生理弯曲异常、下肢不等长、走路跛行、腰背肌群平衡紊乱等问题的患者。

中药泡洗或中药雾化熏蒸法是通过泡洗或熏蒸的方式将药物有效成分透过皮肤屏障，达到其病所，从而起到温经祛邪、活血通络、调养气血、改善髋关节功能和营养状态的作用。

股骨头坏死的疗效受诸多因素影响。本文针对不同分期和不同病因与疗效的关系进行了分析，结果表明，病情越轻，治疗效果越好，需要治疗的时间也越短。1 期和 2 期患者股骨头形态变化不大，关节面破坏不重，关节功能尚好，只要给予适当治疗，骨结构在得到修复的同时，生活能力也会接近正常人。中晚期患者股骨头塌陷、形态不规则，关节功能障碍严重，即使骨结构得到修复，其形态和关节功能也很难恢复正常。对于这部分患者，满足生活最基本需要是最好归宿。另外，研究发现外伤引起的股骨头坏死疗效优于其他原因。外伤引起的股骨头坏死的疗效好，考虑与只是髋关节局部的损伤和血运受阻有关，治疗上只要改善局部的修复环境就能取得较满意的效果。激素和酗酒等因素引起的股骨头坏死治疗效果较差，考虑是全身受损的缘故，特别是使用激素的患者，一般原发病尚未稳定，仍应用激素，既要兼顾原发病，又要调整整个机体受损的状态。

目前国内外治疗股骨头坏死的方法有很多，大多都是手术方法，其疗效也不十分确切，尤其是置换人工关节，难以克服的并发症使患者非常痛苦。中医综合疗法对股骨头坏死的治疗，要根据患者的不同年龄、性别、职业及对髋关节功能的要求和骨结构破坏程度等，设计有针对性、科学性的治疗方案，内外兼治，非手术、无损伤，在保存髋关节完整性的条件下进行施治。这样的治疗符合当今医学领域治疗疾病的总体趋势。中医综合疗法治疗股骨头坏死，采用承载丸、电信号中药穴位释放法、髋关节动态模造方法、髋关节揉筋松解按摩法、骨盆结构平衡调整法、中药泡洗或中药雾化熏蒸法等治疗方法，效果确切，无明显不良反应。特别是在保护和改善骨内循环的基础上重视功能锻炼，可以更好地发掘自身潜力，促进股骨头坏死的恢复。这些治疗方法对于延缓患者病情进展、改善患者症状、恢复患者生活能力具有重要意义。

第四章

创伤性股骨头坏死典型病例图谱

　　创伤性股骨头坏死大多由股骨颈骨折引起。手术穿针内固定术后，并发股骨头坏死的情况很常见。大多数患者股骨头会出现塌陷、碎裂或变形等问题，从而使得针体无法稳定骨折端。部分患者股骨头溶解吸收，导致软骨下方骨质受到严重破坏。

　　黄氏疗法治疗的目的是通过修复骨结构、恢复股骨头内供血系统、调整成骨细胞和破骨细胞在骨重建中的作用，提高股骨头的力学性能、重建头臼结构关系，以及创建新的髋关节力学环境。该疗法的治疗原则包括益髓填精、补肾壮骨、动态模造、壮骨柔筋等。

病例 1

余某，男，60 岁，1994 年左侧股骨颈骨折经三刃钉内固定手术治疗。1996 年诊断为骨折端分离合并左侧股骨头坏死。治疗前（1997 年 10 月 6 日）X 线片表现：骨折端骨质吸收，骨折线增宽，股骨头全头坏死，轮廓线不清晰且吸收，股骨头内缘有一囊性改变。经黄氏疗法治疗后（1998 年 10 月 21 日）X 线片表现：股骨头轮廓线连续清晰，骨折端有新生骨小梁通过，骨折断裂带修复愈合，内缘囊变区有新生骨小梁生长，骨密度均匀致密（图 4-1a 和图 4-1b）。

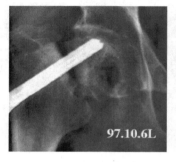 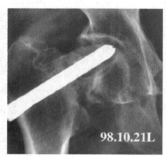

图 4-1a 治疗前　　　　图 4-1b 治疗后
　X 线片显示　　　　　　X 线片显示

病例 2

刘某，男，45 岁，干部，左侧股骨颈骨折经三翼钉固定后并发左侧股骨头坏死。治疗前（1996 年 5 月 12 日）X 线片表现：股骨头轮廓线模糊不清晰，钉道清晰可见，骨小梁结构消失，囊性病变和硬化死骨并存，髋关节间隙变窄。经黄氏疗法治疗后（2000 年 5 月 5 日）X 线片表现：股骨头轮廓线清晰，骨密度较前均匀致密，关系间隙改善，囊变区内有新生骨小梁生长，患者生活自理（图 4-2a 和图 4-2b）。

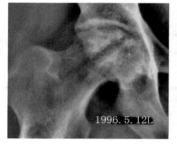 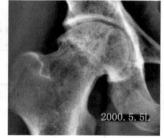

图 4-2a 治疗前　　　　图 4-2b 治疗后
　X 线片显示　　　　　　X 线片显示

病例 3

崔某，男，41 岁，左侧股骨颈骨折内固定术后合并左侧股骨头坏死。治疗前（1997 年 10 月 16 日）X 线片表现：股骨头变形，股骨头软骨破坏，轮廓线不规则，中心区出现较大囊性病变。经黄氏疗法治疗后（1999 年 3 月 12 日）X 线片表现：股骨头较前圆滑，囊变区被新骨充填（图 4-3a 和图 4-3b）。

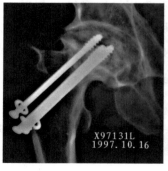 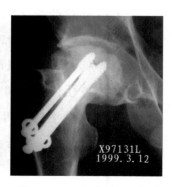

图 4-3a 治疗前 X 线片　　图 4-3b 治疗后 X 线片
　信息增强显示　　　　　　信息增强显示

病例 4

钱某，男，34岁，农民，左髋臼骨折术后穿针固定骨无法愈合，并发左侧股骨头坏死。治疗前（1997年8月18日）X线片表现：髋臼骨折分离5毫米，可见大面积坏死病灶和纵行断裂带。股骨头轮廓线不规则、毛糙。承载区缺损。经黄氏疗法治疗后（1998年8月26日）X线片表现：髋臼骨折愈合，股骨头轮廓线清晰连续，骨密度均匀，坏死股骨头修复（图4-4a和图4-4b）。

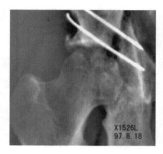 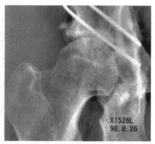

图 4-4a 治疗前　　　图 4-4b 治疗后
X 线片显示　　　　　X 线片显示

病例 5

王某，男，36岁，工人，右侧股骨颈骨折手术固定后并发右侧股骨头坏死。治疗前（1995年4月4日）X线片表现：股骨头碎裂，可见巨大游离死骨，股骨头残端囊变坏死。经黄氏疗法治疗后（1999年2月10日）X线片表现：巨大游离死骨已清除，由新骨代替，股骨头残端骨小梁通过，重建和重塑形成较圆滑的股骨头，髋关节功能恢复（图4-5a和图4-5b）。

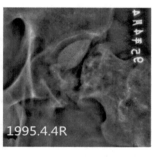 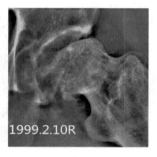

图 4-5a 治疗前　　　图 4-5b 治疗后
X 线片显示　　　　　X 线片显示

病例 6

许某，女，44岁，因外伤导致左侧股骨颈骨折，致左侧股骨头坏死。治疗前（2013年6月3日）X线片显示：股骨头内置一枚螺纹钉，股骨头塌陷变形，轮廓线毛糙不连续，有多发囊性变。经黄氏疗法治疗后，2015年7月9日X线片显示：股骨头已重建重塑，形态饱满，骨结构已修复，髋关节结构关系适应新的力学环境（图4-6a和图4-6b）。

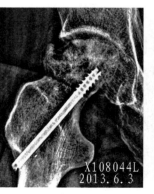 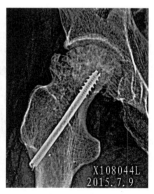

图 4-6a 治疗前　　　图 4-6b 治疗后
X 线片显示　　　　　X 线片显示

病例 7

熊某，男，57 岁，在 1994 年右侧股骨颈骨折手术穿针固定后，于 1995 年 5 月确诊为右侧股骨头坏死和骨不连接。1999 年 5 月 27 日治疗前 X 线片显示：股骨头坏死吸收，形态不规则，轮廓线不连续、有吸收，有多处碎裂病理性骨折，断端分离，颈端硬化坏死。经过黄氏疗法治疗后，2001 年 9 月 19 日 X 线片显示：股骨头轮廓较前连续清晰，骨折线被新生骨小梁替代，全头有大量新生骨组织，髋关节功能适应新的力学环境，骨结构重建，髋关节功能基本恢复（图 4-7a 和图 4-7b）。

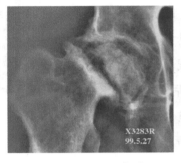 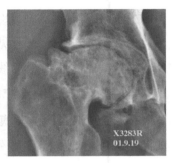

图 4-7a 治疗前　　　　图 4-7b 治疗后
X 线片显示　　　　　　X 线片显示

病例 8

吴某，男，41 岁，在 1998 年 12 月外伤致右侧股骨头半脱位后，于 1999 年 3 月 28 日确诊为右侧股骨头坏死。1999 年 4 月 26 日治疗前 X 线片显示：股骨头坏死，外缘大面积吸收缺损。经过黄氏疗法治疗后，2001 年 1 月 10 日 X 线片显示：股骨头死骨激活，缺损区新骨填充，髋关节结构关系改善，骨结构恢复，股骨头光滑圆润（图 4-8a 和图 4-8b）。

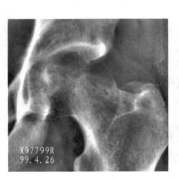 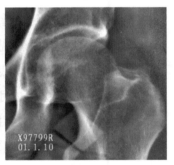

图 4-8a 治疗前　　　　图 4-8b 治疗后
X 线片显示　　　　　　X 线片显示

病例 9

陈某，男，38 岁，因右侧股骨颈骨折内固定术后致右侧股骨头坏死。1999 年 8 月 10 日治疗前 X 线片显示：右侧股骨头全头坏死，承载区及外缘有死骨大面积吸收，出现病理性骨折。经过黄氏疗法治疗后，2004 年 4 月 15 日 X 线片显示：股骨头塑形清晰，断裂带骨小梁通过，骨折线消失，骨结构修复（图 4-9a 和图 4-9b）。

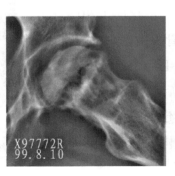 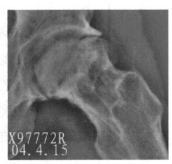

图 4-9a 治疗前　　　　图 4-9b 治疗后
X 线片显示　　　　　　X 线片显示

病例 10

刘某，女，58 岁，因右侧股骨颈骨折内固定术后合并右侧股骨头坏死。1999 年 8 月 11 日治疗前 X 线片显示：股骨头变形，邻颈区断裂带，骨小梁结构有部分吸收，中心区骨密度低下。经过黄氏疗法治疗后，2002 年 4 月 8 日 X 线片显示：断裂带消失，骨小梁均匀致密，坏死骨清除，新生骨生长，股骨头重建修复（图4-10a 和图 4-10b）。

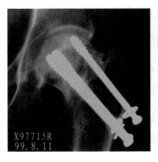 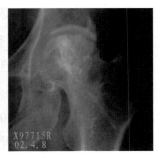

图 4-10a　治疗前　　　　图 4-10b　治疗后
　　X 线片显示　　　　　　　X 线片显示

病例 11

渠某，女，44 岁，患有左侧股骨颈骨折并发左侧股骨头坏死。治疗前（2000 年 4 月 1 日）X 线片显示：股骨头已经塌陷变形，且外缘和中心区域出现了不规则的断裂带。经过黄氏疗法治疗后（2004 年 4 月 19 日），X 线片显示：断裂带已经修复，死骨得以清除，新生骨生长、股骨头变得相对圆润饱满，缺损区得到了重建和修复（图 4-11a 和图 4-11b）。

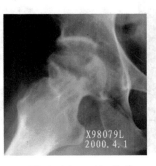 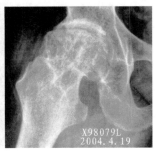

图 4-11a　治疗前　　　　图 4-11b　治疗后
　　X 线片显示　　　　　　　X 线片显示

病例 12

李某，女，57 岁，该病例为左侧股骨颈骨折的内固定术后并发左侧股骨头坏死。治疗前（2000 年 9 月 14 日）X 线片显示：股骨头表面呈不规则凹凸不平状，大面积塌陷缺损，全头骨结构也已经受损，且死骨与囊变并存。经过黄氏疗法治疗后（2004 年 10 月 27 日），X 线片显示：髋关节关节面得到修复，骨小梁清晰可见，股骨头的形态也变得接近正常，骨结构得以修复，髋关节可以适应新的力学环境（图 4-12a 和图4-12b）。

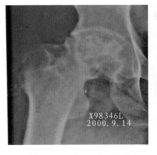 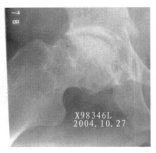

图 4-12a　治疗前　　　　图 4-12b　治疗后
　　X 线片显示　　　　　　　X 线片显示

病例 13

李某，男，58 岁，该病例为右侧股骨颈骨折的内固定术后并发右侧股骨头坏死。治疗前（2000年 6 月 13 日）X 线片显示：股骨颈骨折已经通过螺纹钉固定，但是股骨头中心区域已经出现多处囊变，骨小梁也已经吸收。经过黄氏疗法治疗后（2001 年 4 月 17 日），X 线片显示：股骨头内囊变区被新生骨小梁所替代，骨密度均匀致密，骨结构得到了修复（图 4-13a、图 4-13b、图 4-13c 和图 4-13d）。

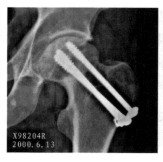 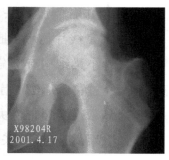

图 4-13a　治疗前　　　　图 4-13b　治疗后
　　X 线片显示　　　　　　　X 线片显示

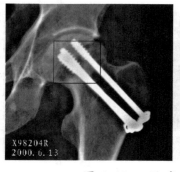 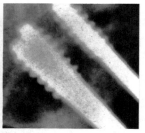 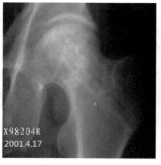

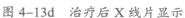

图 4-13c　治疗前 X 线片显示　　　　　图 4-13d　治疗后 X 线片显示

病例 14

甄某，男，52 岁，该病例为右侧股骨颈骨折的内固定术后并发右侧股骨头坏死。治疗前（2001 年 11 月 17 日）X 线片显示：右股骨颈骨折已经通过内固定，但是却发生了股骨头坏死、塌陷，巨大楔形坏死区骨质碎裂，伴有囊性变。经过黄氏疗法治疗后（2005 年 8 月 29 日），X 线片显示：骨结构趋于正常，骨小梁变得均匀致密（图 4-14a 和图 4-14b）。

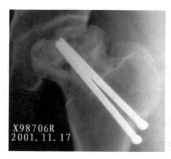 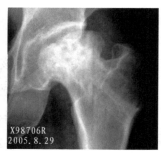

图 4-14a　治疗前　　　　图 4-14b　治疗后
　　X 线片显示　　　　　　　X 线片显示

病例 15

张某，女，34 岁，该病例为左侧股骨颈骨折致左侧股骨头坏死。治疗前（2001 年 3 月 26 日）X 线片显示：股骨头轮廓线不连续，全头坏死，头外缘至内缘可见约 2 毫米骨质断裂吸收带。经过黄氏疗法治疗后（2005 年 11 月 28 日），X 线片显示：股骨头轮廓线得到连续、饱满的修复，断裂吸收带被新生骨小梁所替代，骨结构重建和修复（图 4-15a 和图 4-15b）。

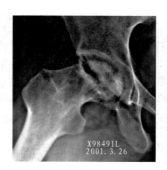

图 4-15a 治疗前
X 线片显示

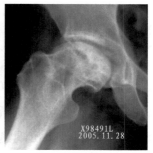

图 4-15b 治疗后
X 线片显示

病例 16

李某，女，28 岁，右侧股骨颈骨折内固定术后合并右侧股骨头坏死。2002 年 1 月 10 日，患者来院就诊，右髋部疼痛伴有腰部疼痛难忍，跛行，下蹲功能障碍，行走困难，需坐轮椅。

治疗前 X 线片显示：右侧股骨颈骨折内固定术后，并发股骨头坏死碎裂、塌陷、囊变，承载区可见大块死骨。经黄氏疗法治疗后（2004 年 1 月 16 日），X 线片显示：骨结构重建重塑，轮廓线清晰，股骨头内囊变区被新骨生长，巨大死骨块清除，骨小梁均匀致密（图 4-16a、图 4-16b、图 4-16c 和图 4-16d）。

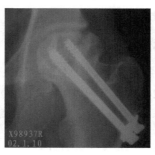

图 4-16a 治疗前
X 线片显示

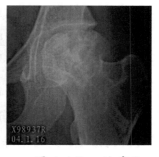

图 4-16b 治疗后
X 线片显示

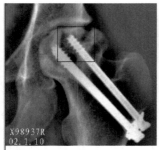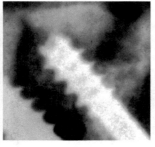

图 4-16c 治疗前 X 线片显示

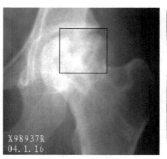

图 4-16d 治疗后 X 线片显示

病例 17

高某，女，41 岁，患者于 2003 年 3 月出现右侧股骨颈骨折，于 2003 年 10 月确诊右侧股骨颈陈旧性骨折、骨不连合并右侧股骨头坏死。治疗前（2003 年 10 月 27 日）X线片显示：骨折线清晰，断端硬化，外侧巨大缺损，股骨头出现囊性病变。经黄氏疗法治疗后（2005 年 8 月 29 日），X线片显示：骨小梁通过骨折线，骨折端连接，骨结构修复，髋关节结构关系恢复正常（图 4-17a 和图 4-17b）。

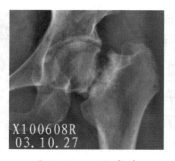 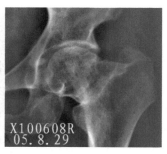

图 4-17a　治疗前　　　　　图 4-17b　治疗后
X 线片显示　　　　　　　X 线片显示

病例 18

郑某，男，27 岁，右侧股骨颈骨折内固定术后致右侧股骨头坏死。治疗前（2003 年 5 月 20 日）X线片显示：股骨头塌陷、碎裂、全头坏死，承载区有一游离小骨块。经过黄氏疗法治疗后（2013 年 4 月 19 日），X线片显示：股骨头轮廓线连续清晰，碎裂得到修复，死骨清除，新生骨小梁生长，股骨头得以重建和重塑。髋关节功能恢复正常，并能适应新的力学环境（图 4-18a 和图 4-18b）。

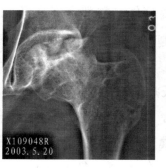 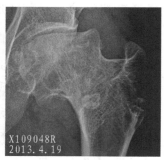

图 4-18a　治疗前　　　　　图 4-18b　治疗后
X 线片显示　　　　　　　X 线片显示

病例 19

崔某，男，27 岁，右侧股骨颈骨折内固定术后致右侧股骨头坏死。治疗前（2004 年 1 月 17 日）X线片显示：右侧股骨头承载区关节面破坏，多处囊性病变。经过黄氏疗法治疗后（2005 年 12 月 10 日），X线片显示：股骨头表面圆滑，坏死区新骨生长，死骨得以清除，囊变得到修复（图 4-19a 和图 4-19b）。

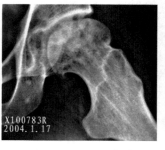 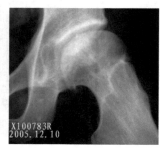

图 4-19a　治疗前　　　　　图 4-19b　治疗后
X 线片显示　　　　　　　X 线片显示

📋病例 20

张某，女，18 岁，患者因在车祸左侧股骨颈骨折，内固定术后并发左侧股骨头坏死。两年来出现左髋部疼痛、行走困难、跛行、功能受限的情况。2006 年 4 月 7 日，治疗前 X 线片显示：股骨头外移且大面积吸收，残头碎裂、头缺损，形态极不规则，螺纹钉周围骨密度低下，关节间隙模糊。经过黄氏疗法治疗后，在病情稳定后，取出螺纹钉。2007 年 5 月 18 日 X 线片显示：股骨头形态重建和重塑，骨密度均匀，关节间隙清晰，轮廓线再现。尽管股骨头形态变异，但仍能适应新的髋关节力学环境，并保持良好功能（图 4-20a 和图 4-20b）。

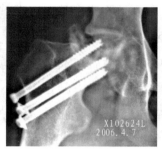
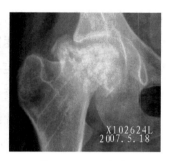

图 4-20a 治疗前 　　　图 4-20b 治疗后
　X 线片显示 　　　　　　X 线片显示

📋病例 21

吴某，女，50 岁，于 2005 年 9 月右侧股骨颈骨折，在 2005 年 12 月确诊为右侧股骨颈陈旧性骨折和骨不连接合并右侧股骨头坏死。治疗前（2006 年 1 月 3 日）X 线片显示：骨折断端硬化坏死，外侧骨质吸收，股骨头出现多个坏死病灶。经过黄氏疗法治疗后，2006 年 6 月 28 日 X 线片显示：骨折断端已愈合，骨结构已修复，外缘骨皮质线连续（图 4-21a 和图 4-21b）。

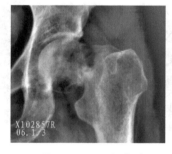
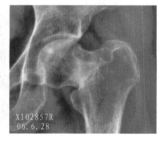

图 4-21a 治疗前 　　　图 4-21b 治疗后
　X 线片显示 　　　　　　X 线片显示

📋病例 22

林某，男，14 岁，因摔伤致右侧股骨颈骨折，于 2005 年 7 月接受行股骨颈骨折内固定术。2007 年 1 月 30 日 X 线片显示：治疗前股骨头塌陷变形，轮廓线破坏不连续，承载区出现巨大囊性改变，股骨头内有两枚克氏针固定。经黄氏疗法治疗后，功能恢复正常，2011 年 8 月 10 日 X 线片显示：股骨头轮廓线饱满光滑，囊变区有新生骨小梁生长，骨结构均匀致密，头臼关系正常（图 4-22a 和图 4-22b）。

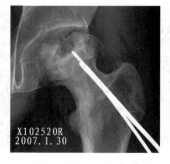
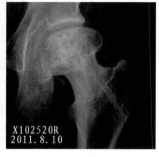

图 4-22a 治疗前 　　　图 4-22b 治疗后
　X 线片显示 　　　　　　X 线片显示

病例 23

宋某，男，50 岁，因车祸导致左侧股骨干粉碎性骨折和左侧股骨颈骨折。治疗前（2009 年 6 月 17 日）进行 X 线片检查结果显示：股骨头轮廓线毛糙不连续，骨小梁稀疏紊乱、模糊，有大面积低密度区和囊性变。经黄氏疗法治疗后，内固定取出 1 年后，2012 年 7 月 8 日 X 线片检查显示：股骨头已重建重塑，形态饱满，骨结构已修复，髋关节结构关系适应新的力学环境（图 4-23a 和图 4-23b）。

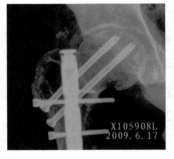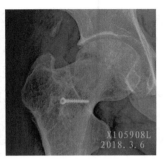

图 4-23a　治疗前　　　　图 4-23b　治疗后
X 线片显示　　　　　　　X 线片显示

病例 24

席某，男，17 岁，因左侧股骨颈骨折导致髋关节功能受限，跛行，行走困难（持双拐行走）。于 2011 年 12 月 9 日来到医院就诊，X 线片显示：股骨头塌陷变形，股骨头部分吸收外移，轮廓线模糊不连续，间隙不规则变窄，有囊性病变。经过黄氏疗法治疗后，功能恢复正常，2014 年 11 月 3 日 X 线片显示：股骨头已重建重塑，形态饱满，关节间隙清晰，骨结构已修复，髋关节结构关系适应新的力学环境（图 4-24a 和图 4-24b）。

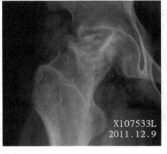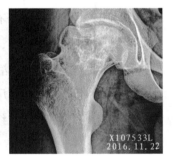

图 4-24a　治疗前　　　　图 4-24b　治疗后
X 线片显示　　　　　　　X 线片显示

病例 25

Roza（哈萨克斯坦），女，45 岁，因车祸导致左侧股骨颈骨折。在 2011 年 4 月接受核磁共振检查，确诊为左侧股骨头坏死，治疗前 2013 年 1 月 10 日进行 X 线片检查结果显示：股骨头轮廓线不连续，承载区有横行骨折线。经过黄氏疗法治疗后，2016 年 11 月 28 日 X 线片检查显示：股骨头形态饱满，坏死区有新生骨生长，承载区横行骨折线已修复（图 4-25a 和图 4-25b）。

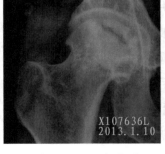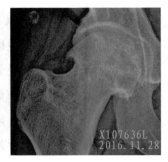

图 4-25a　治疗前　　　　图 4-25b　治疗后
X 线片显示　　　　　　　X 线片显示

病例 26

　　张某，男，30岁，于2010年8月从高处坠落致左侧股骨颈骨折。治疗前于2013年4月19日进行X线片检查结果显示：股骨头轮廓线不连续，承载区有游离骨块，股骨头内有大小不等的囊性改变。经过黄氏疗法治疗后，在2016年3月12日进行的X线片检查显示：股骨头形态饱满，承载区游离骨块和囊变已修复，有新生骨小梁生长，髋关节功能接近正常（图4-26a和图4-26b）。

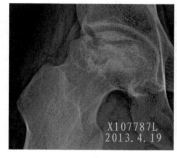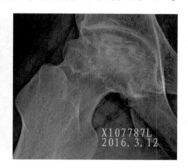

图4-26a　治疗前　　　　图4-26b　治疗后
X线片显示　　　　　　　X线片显示

第五章

激素性股骨头坏死典型病例图谱

　　激素性股骨头坏死多发生于长期使用激素维持治疗的疾病，如肾病综合征、红斑狼疮、白血病等患者。这些患者的自身免疫功能异常，一旦出现股骨头坏死，常会并发病理性骨折，呈溶骨型破坏。黄氏疗法治疗采用承载丸系列中药、股骨头坏死治疗仪中药穴位释放法，配合髋关节动态法等治疗方法，以扶正固本、益髓填精、结构修复、气血自通为治疗原则，清除骨陷窝处内脂肪滴，活化骨细胞，提高骨小梁力学性，恢复髋关节功能。

病例 27

潘某，男，65 岁，因痛风性关节炎在间断应用激素 3 年后出现左侧股骨头坏死。治疗前（1995 年 3 月 31 日）X 线片显示：股骨头呈吸收塌陷状态，残端呈鸟嘴状，颈端存在不规则的病理性骨折，髋关节半脱位，关节间隙模糊。接受黄氏疗法治疗后，经过一段时间的观察，1997 年 2 月 9 日 X 线片显示：股骨头重建、修复，头部逐渐隆起，关节面圆润且结构完整，关节间隙再现（图 5-1a 和图 5-1b）。患者可弃拐行走，完成生活自理。

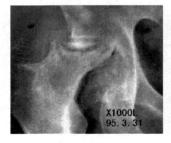 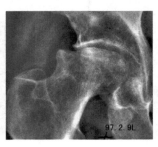

图 5-1a　治疗前　　　　图 5-1b　治疗后
　　X 线片显示　　　　　　X 线片显示

病例 28

李某，女，46 岁，教师。因系统性红斑狼疮长期使用大量激素后出现左侧股骨头坏死。于 1996 年 2 月 7 日来院就诊，左髋部疼痛难忍，功能极度受限，无法行走。治疗前 X 线片显示：股骨头完全坏死，呈溶骨样吸收缺损，同时伴有病理性骨折，股骨头向内侧移位，股骨颈残端向外侧移位，髋关节半脱位。接受黄氏疗法治疗后，经过一段时间的观察，1998 年 6 月 27 日 X 线片显示：骨折线消失，移位的股骨头与股骨颈残端重建并适应新的力学环境，功能得到有效修复，形成了新的髋关节结构。该骨组织具备良好的适应性，可适应新的功能要求（图 5-2a 和图 5-2b）。

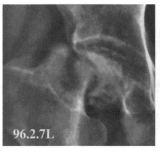 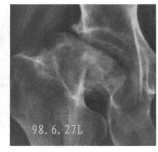

图 5-2a　治疗前　　　　图 5-2b　治疗后
　　X 线片显示　　　　　　X 线片显示

病例 29

艾斯金塔洛夫，男，76 岁，因皮肤病长期使用激素后在 1996 年 6 月被确诊为右侧股骨头坏死。治疗前 X 线片显示：股骨头内有大小不等囊变，股骨头表面毛糙软骨破坏，承载骨小梁和张力骨小梁断裂。接受黄氏疗法治疗后，在 1998 年 12 月 23 日进行的 X 线片检查结果显示：股骨头形态饱满，轮廓线清晰新骨生长，大小不等囊变修复，骨小梁致密均匀，坏死区有新生骨生长，股骨头修复正常（图 5-3a 和图 5-3b）。

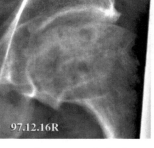 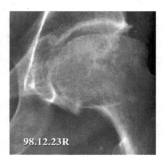

图 5-3a　治疗前　　　　图 5-3b　治疗后
　　X 线片显示　　　　　　X 线片显示

病例 30

　　王某，女，50 岁，因使用激素导致左侧股骨头坏死。治疗前（1999 年 1 月 14 日）X 线片显示：股骨头关节面毛糙、囊变多处，承载区及内缘区呈溶骨性坏死。接受黄氏疗法治疗后，经过一段时间的观察，2002 年 6 月 25 日 X 线片显示：髋关节面光滑，股骨头内囊变区有新骨生长，骨密度均匀，股骨头坏死得到了有效的修复（图 5-4a 和图 5-4b）。

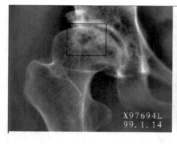 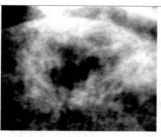 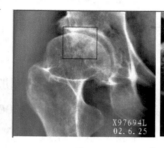 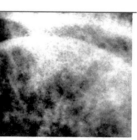

图 5-4a　治疗前 X 线片显示　　　　　　　　图 5-4b　治疗后 X 线片显示

病例 31

　　章某，男，38 岁，因激素致右侧股骨头坏死，于 1996 年出现右髋部疼痛。治疗前 X 线片显示：股骨头承载区塌陷变形，可见大面积死骨，骨小梁稀疏紊乱以及邻颈区密度减低。经黄氏疗法治疗后，2002 年 2 月 15 日 X 线片显示：塌陷区被新生骨充填，股骨头形状得到修复，死骨清除长出新骨，外缘区骨密度均匀致密（图 5-5a 和图 5-5b）。

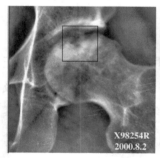  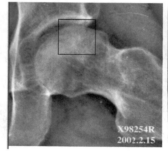 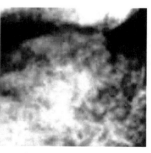

图 5-5a　治疗前 X 线片显示　　　　　　　　图 5-5b　治疗后 X 线片显示

病例 32

　　康某，男，44 岁，因头部外伤使用激素致左侧股骨头坏死。于 2000 年 12 月 6 日来院就诊，左髋疼痛难忍，持双拐行走，关节功能受限。治疗前 X 线片显示：股骨头塌陷，轮廓线不连续，头外缘骨结构破坏。股骨头有巨大囊性改变，死骨吸收。经黄氏疗法治疗后，2004 年 5 月 24 日 X 线片显示：股骨头轮廓线清晰，骨密度均匀，骨小梁分布呈正常几何形状，窗口巨大坏死区已被新骨充填（图 5-6a 和图 5-6b）。

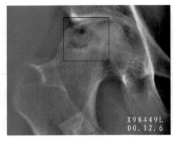
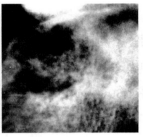
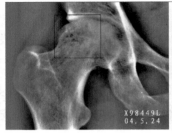
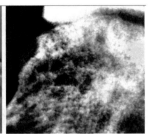

图 5-6a 治疗前 X 线片显示　　　　　　图 5-6b 治疗后 X 线片显示

病例 33

李某，男，25 岁，因使用激素导致右侧股骨头坏死。右髋疼痛难忍，不能行走，需依靠轮椅代步，关节功能也受到了限制。治疗前（2000 年 7 月 29 日）X 线片显示：股骨头呈融冰样改变、

大小不等的囊性改变，碎裂严重。经过黄氏疗法治疗后，右髋功能恢复正常，能正常生活及工作。2003 年 10 月 27 日 X 线片显示：坏死的股骨头得到了重塑重建，骨密度均匀一致，骨结构也已经修复，关节间隙正常（图 5-7a 和图 5-7b）。

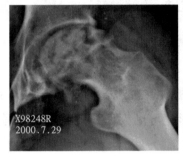
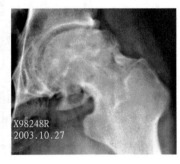

图 5-7a 治疗前　　　　　　图 5-7b 治疗后
X 线片显示　　　　　　　　X 线片显示

病例 34

赵某，女性，48 岁，皮肤病应用激素致左侧股骨头坏死。于 2001 年 8 月 6 日来院就诊，左髋疼痛难忍，功能极度受限，腰膝部疼痛，需使用轮椅代步。治疗前 X 线片显示：股骨头呈吸

收塌陷状态，残端呈鸟嘴状，髋关节半脱位。接受黄氏疗法治疗后，功能恢复正常，步态改善。经过一段时间的观察，2003 年 11 月 20 日 X 线片显示：股骨头隆起，死骨被新骨替代，骨结构重建，半脱位纠正，骨组织重建适应新的特殊功能需要（图 5-8a 和图 5-8b）。

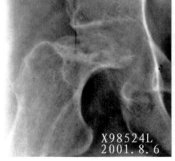
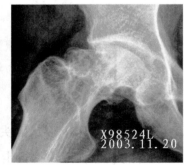

图 5-8a 治疗前　　　　　　图 5-8b 治疗后
X 线片显示　　　　　　　　X 线片显示

病例 35

杨某，男，32 岁，因激素使用致左侧股骨头坏死。治疗前（2001 年 5 月 9 日）X 线片显示：股骨头中心区可见巨大坏死病灶，骨小梁稀疏紊乱断裂。接受黄氏疗法治疗后，经过一段时间的观察，2002 年 6 月 8 日 X 线片显示：股骨头轮廓线清晰，骨密度均匀，巨大坏死区骨结构重建修复（图 5-9a 和图 5-9b）。

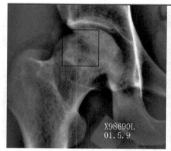 

图 5-9a　治疗前 X 线片显示

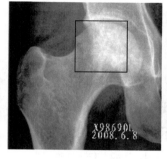 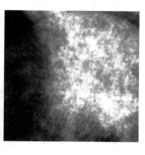

图 5-9b　治疗后 X 线片显示

病例 36

Harsh（印度），男，41 岁，因哮喘使用激素致左侧股骨头坏死。治疗前（2002 年 3 月 22 日）X 线片显示：股骨头塌陷变形，关节面凹凸不平，有囊变，全头骨结构破坏，股骨头内有巨大囊性改变。经过黄氏疗法治疗后，患者能正常行走，2003 年 9 月 29 日 X 线片显示：股骨头相比之前更加圆滑，死骨消失新骨生长，坏死区已被新生骨替代（图 5-10a 和图 5-10b）。

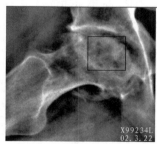 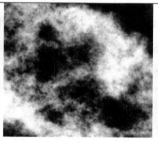

图 5-10a　治疗前 X 线片彩色显示

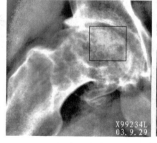 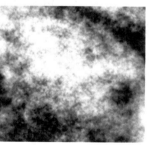

图 5-10b　治疗后 X 线片彩色显示

病例 37

沈某，女，36 岁，因罹患系统性红斑狼疮而使用激素致左侧股骨头坏死。治疗前（2002 年 10 月 18 日）X 线片显示：股骨头轮廓线变薄，骨小梁模糊紊乱断裂，承载区出现囊性变，多处坏死病灶。经过黄氏疗法治疗后，2003 年 12 月 28 日 X 线片显示：股骨头轮廓清晰，头圆滑，坏死囊变区消失，新骨充填，骨小梁致密，股骨头已修复（图 5-11a 和图 5-11b）。

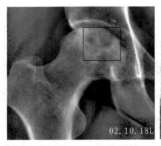 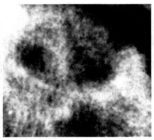

图 5-11a　治疗前 X 线片显示

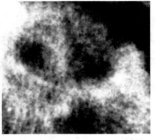 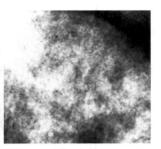

图 5-11b　治疗后 X 线片显示

病例 38

　　朱某，女，25 岁，因红斑狼疮使用激素致左侧股骨头坏死。治疗前（2002 年 6 月 18 日）X 线片显示：股骨头塌陷变形，有大小不等的囊变，骨小梁模糊紊乱断裂。经过黄氏疗法治疗后，疼痛症状减轻，功能恢复正常。2006 年 3 月 16 日 X 线片显示：左侧股骨头重建重塑，股骨头内囊变已修复，关节活动自如（图 5-12a 和图 5-12b）。

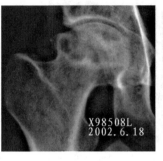 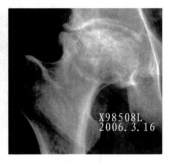

图 5-12a　治疗前　　　　　图 5-12b　治疗后
X 线片显示　　　　　　　　X 线片显示

病例 39

　　杨某，女，54 岁，因使用激素导致左侧股骨头坏死。左髋疼痛难忍，功能受限，需依靠轮椅代步。治疗前（2003 年 9 月 9 日）X 线片显示：股骨头塌陷变形，残头全部坏死，髋臼及髋臼缘破坏，关节间隙狭窄，多处囊性改变。治疗后通过黄氏疗法，关节功能恢复正常，2006 年 7 月 21 日 X 线片显示：股骨头得到了重塑，髋间隙清晰，新骨生长出现，死骨也被清除，髋臼缘坏死得到修复，骨密度均匀致密，患者临床治愈（图 5-13a 和图 5-13b）。

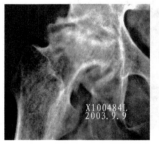 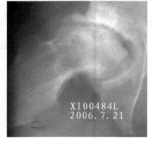

图 5-13a　治疗前　　　　　图 5-13b　治疗后
X 线片显示　　　　　　　　X 线片显示

病例 40

　　高某，女，37 岁，因系统性红斑狼疮使用激素致左侧股骨头坏死。左髋间断性疼痛，功能受限，需使用双拐代步。治疗前（2003 年 1 月 16 日）X 线片显示：股骨头塌陷变形，承载区见坏死病灶，囊性改变，坏死区呈溶骨型破坏，骨密度低下，灰度值 70 以下。经过黄氏疗法治疗后，患者的功能已经恢复正常，2003 年 8 月 11 日 X 线片显示：囊变消失，大量新生骨替代，骨密度均匀，骨结构已修复，股骨头形状接近正常（图 5-14a 和图 5-14b）。

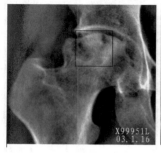 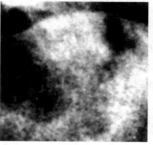 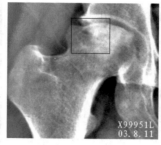 

图 5-14a　治疗前 X 线片显示　　　　　图 5-14b　治疗后 X 线片显示

病例 41

赵某，女，31 岁，系统性红斑狼疮应用激素致双侧股骨头坏死。双髋疼痛，轮椅代步。治疗前（2004 年 6 月 16 日）X 线片显示：双侧股骨头塌陷、变形、碎裂、缺损，残端硬化坏死。经黄氏疗法治疗后，双髋功能正常。2007 年 6 月 28 日 X 线片显示：残头激活，塑形清晰，骨密度较均匀（图 5-15a、图 5-15b、图 5-15c 和图 5-15d）。

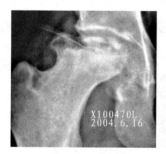 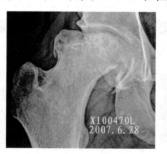 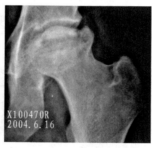 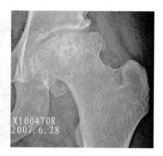

图 5-15a　治疗前左侧　　　图 5-15b　治疗后左侧　　　图 5-15c　治疗前右侧　　　图 5-15d　治疗后右侧
　　　X 线片显示　　　　　　　X 线片显示　　　　　　　X 线片显示　　　　　　　X 线片显示

病例 42

叶某，男，50 岁，激素致左侧股骨头坏死。治疗前（2005 年 3 月 8 日）X 线片显示：股骨头楔形坏死，坏死区呈溶骨型破坏。经黄氏疗法治疗后，2006 年 4 月 22 日 X 线片显示：股骨头内楔形坏死区修复，巨大溶骨区有新生骨小梁生长（图 4-16a 和图 5-16b）。

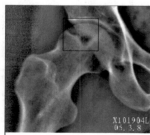 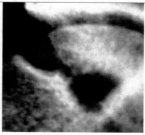 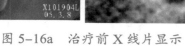 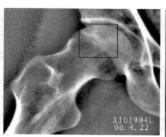 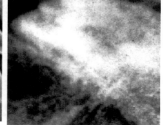

图 5-16a　治疗前 X 线片显示　　　　　图 5-16b　治疗后 X 线片显示

病例 43

王某，男，46 岁，哮喘用激素致左侧股骨头坏死。治疗前（2019 年 10 月 16 日）X线片显示：股骨头塌陷，承载区有断裂带及游离坏死骨块，可见硬化坏死区，骨密度极度不均。经黄氏疗法治疗后，2021 年 4 月 19日 X 线片显示：塌陷的股骨头隆起，骨密度较均匀，坏死区已有新生骨小梁生长充填塌陷，骨结构重建重塑修复，髋关节功能正常（图5-17a 和图 5-17b）。

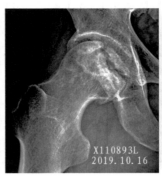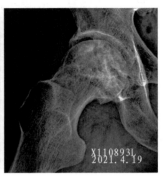

图 5-17a　治疗前　　　　图 5-17b　治疗后
　　　X 线片显示　　　　　　X 线片显示

病例 44

代某，男，21 岁，因应用激素致左侧股骨头坏死。左髋疼痛难忍，功能受限，跛行，持双拐行走。治疗前（2009 年 8 月 13 日）X 线片显示：股骨头轮廓线不连续，塌陷，变形，有大小不等多发囊性改变。经黄氏疗法治疗后，疼痛消失，功能正常，弃拐行走，跛行纠正。2014 年 9月 29 日 X 线片显示：股骨头光滑圆润，多发囊变已被新生骨小梁修复，髋关节结构改善（图 5-18a和图 5-18b）。

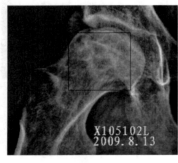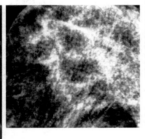

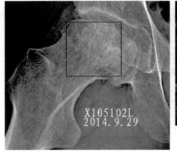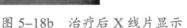

图 5-18a　治疗前 X 线片显示　　　　　　图 5-18b　治疗后 X 线片显示

病例 45

陈某，男，45 岁，因视网膜脱落应用激素致左侧股骨头坏死。治疗前（2010 年 7 月16 日）X 线片显示：股骨头中心区有巨大囊性改变。经黄氏疗法治疗后，2014 年 9 月 3日 X 线片显示：股骨头中心区囊性改变已修复，骨小梁致密、结构修复（图 5-19a 和图5-19b）。

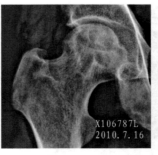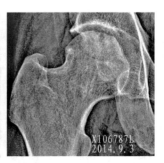

图 5-19a　治疗前　　　　图 5-19b　治疗后
　　　X 线片显示　　　　　　X 线片显示

病例 46

彭某，男，36岁，因使用激素致左侧股骨头坏死。2010年3月诊断左侧股骨头坏死。治疗前（2010年9月28日）X线片显示：左侧股骨头塌陷变形，轮廓线毛糙不连续，有大小不等的囊性改变。经黄氏疗法治疗后，功能接近正常，跛行纠正。2014年10月6日X线片显示：左侧股骨头重建重塑，轮廓线较圆润饱满，囊变区已被新生骨小梁充填，骨结构均匀致密（图5-20a和图5-20b）。

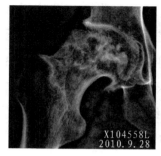 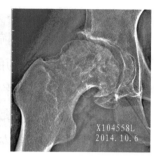

图 5-20a　治疗前　　　　图 5-20b　治疗后
X 线片显示　　　　　　　X 线片显示

病例 47

彭某，男，39岁，因肾病综合征用激素致右侧股骨头坏死。治疗前（2011年3月18日）X线片显示：股骨头塌陷变形，轮廓线不连续，承载区及中心区有囊性改变。经黄氏疗法治疗后，右髋关节活动自如。2015年7月20日X线片显示：股骨头重建重塑，轮廓线较前清晰连续，囊性改变已被新生骨小梁充填，骨结构均匀致密（图5-21a和图5-21b）。

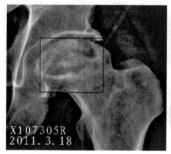 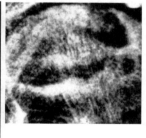 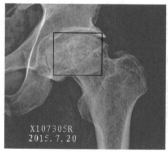

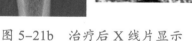

图 5-21a　治疗前 X 线片显示　　　　　　图 5-21b　治疗后 X 线片显示

病例 48

杨某，男，30岁，因使用激素导致右侧股骨头坏死。治疗前（2013年4月25日）X线片显示：股骨头呈现塌陷变形，轮廓线毛糙，头外缘区及承载区有巨大囊性变。通过黄氏疗法治疗后，患者髋关节活动自如，2015年7月3日复查X线片显示：股骨头形态较前更加饱满，轮廓线清晰，外缘区及承载区的囊性变得到修复，同时还有新生骨小梁生长出现（图5-22a和图5-22b）。

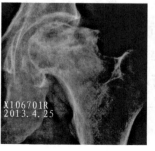 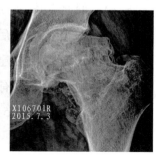

图 5-22a　治疗前　　　　图 5-22b　治疗后
X 线片显示　　　　　　　X 线片显示

病例 49

　　tY（美国），男，20 岁，白血病化疗用激素致左侧股骨头坏死。2003 年劳累时出现左髋关节疼痛，在美国某医院诊断为左侧股骨头坏死，给予髓心减压术治疗。2005 年疼痛症状加重，关节功能受限，跛行，用轮椅代步。治疗前（2013年 4 月 12 日）X 线片显示：左侧股骨头塌陷变形，部分吸收，轮廓线不连续，有囊性改变。经黄氏疗法治疗后，左髋部功能正常。2016 年2 月 17 日 X 线片显示：左侧股骨头重建重塑，轮廓线较前清晰，囊性改变已修复，骨结构均匀致密。左髋关节活动自如，行走正常（图 5-23a和图 5-23b）。

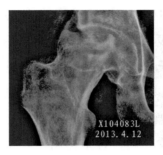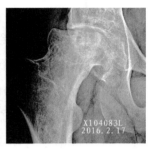

图 5-23a　治疗前　　　　图 5-23b　治疗后
　　X 线片显示　　　　　　　X 线片显示

病例 50

　　解某，女，48 岁，因脱髓鞘用激素致左侧股骨头坏死。治疗前（2013 年 8 月 24 日）X 线片显示：左侧股骨头塌陷变形，轮廓线破坏不连续，有横行病理性骨折线及大小不等的囊性改变。经黄氏疗法治疗后，2016 年 1 月 9 日 X线片显示：股骨头重建重塑，轮廓线较圆润饱满、连续，骨折线已修复，囊变区有新生骨小梁生长，骨结构均匀致密（图 5-24a 和图 5-24b）。

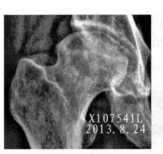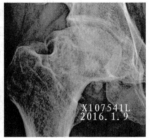

图 5-24a　治疗前　　　　图 5-24b　治疗后
　　X 线片显示　　　　　　　X 线片显示

病例 51

　　王某，女，32 岁，硬皮病用激素致右侧股骨头坏死。治疗前（2014 年 5 月 29 日）X 线片显示：股骨头塌陷变形，承载区有断裂带及巨大囊性改变。治疗后（2017 年 4 月 5 日）X线片显示：股骨头重建重塑，轮廓较前饱满，断裂带修复，囊变区有新生骨生长。关节活动自如（图 5-25a 和图 5-25b）。

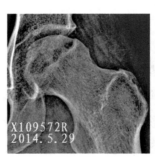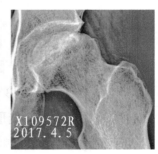

图 5-25a　治疗前　　　　图 5-25b　治疗后
　　X 线片显示　　　　　　　X 线片显示

病例 52

江某，女，32 岁，患有血小板减少症，使用激素后出现左侧股骨头坏死。治疗前（2011 年 4 月 23 日）X 线片显示：股骨头轮廓线不连续，承载区有横行断裂带和死骨分离。经黄氏疗法治疗后，功能恢复正常。2014 年 8 月 11 日 X 线片显示：股骨头轮廓线清晰、形态饱满，承载区的病理性死骨消失，断裂带已完全修复，骨结构致密、饱满（图5-26a 和图 5-26b）。

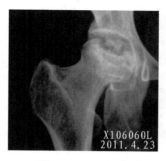 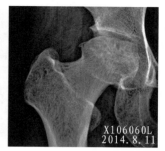

图 5-26a　治疗前　　　　图 5-26b　治疗后
　　X 线片显示　　　　　　　X 线片显示

病例 53

刘某，男，22 岁，患有肾病综合征，使用激素后出现右侧股骨头坏死。治疗前（2015 年 5 月 5 日）X 线片显示：外缘向内缘有横行断裂带。经过黄氏疗法治疗后，功能恢复正常。2016 年 1 月 22 日 X 线片显示：股骨头轮廓线清晰、形态饱满，承载区的病理性骨折线消失，断裂带已完全修复，骨结构致密、饱满（图 5-27a 和图 5-27b）。

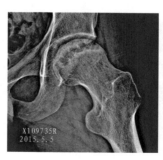 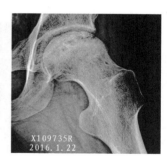

图 5-27a　治疗前　　　　图 5-27b　治疗后
　　X 线片显示　　　　　　　X 线片显示

第六章

酒精性股骨头坏死典型病例图谱

酗酒引发的股骨头坏死在临床上较为常见。其病理表现为骨结构的破坏，导致股骨头出现病理性骨折。骨折线不规则，多处断裂带；软骨被破坏，形成剥脱性骨软骨炎。软骨下方出现裂隙和塌陷，承载骨小梁系统和张力骨小梁系统吸收，从而使得股骨头的力学性能丧失。

黄氏疗法治疗股骨头坏死采用股骨头坏死治疗仪穴位中药释放、承载丸系列中药等方法，清除骨细胞内脂肪滴，改善供血系统，修复骨结构，提高股骨头的力学性能和骨小梁的强度、密度和刚性，增加骨量。该疗法以益髓填精、补肾生精、调整脏腑功能为治疗原则。

📋病例 54

　　蒋某，男，38 岁，干部。过度饮酒导致左侧股骨头坏死。治疗前（2000 年 3 月 28 日）X 线片显示：股骨头轮廓线不连续，外缘部分缺损并被吸收，承载区有大块硬化死骨，中心区出现不规则断裂带，囊性改变。通过黄氏疗法治疗后，2000 年 12 月 28 日 X 线片显示：股骨头已经恢复了原先的形态，断裂带处可见到新生的骨小梁，缺损区也得到了修复。髋关节功能恢复正常（图 6-1a 和图 6-1b）。

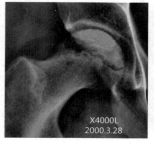
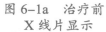
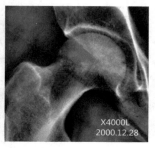

图 6-1a　治疗前　　　　图 6-1b　治疗后
　　X 线片显示　　　　　　X 线片显示

📋病例 55

　　孙某，男，48 岁，酗酒致左侧股骨头坏死。治疗前（2000 年 4 月 23 日）X 线片显示：股骨头塌陷，表面凹凸不平，可见多个囊性病变及硬化坏死区，骨密度极度不均。经黄氏疗法治疗后，2001 年 8 月 23 日 X 线片显示：塌陷的股骨头隆起，骨密度较均匀，囊性变已有新生骨小梁生长，充填塌陷，骨结构重建重塑修复。髋关节功能接近正常（图 6-2a 和图 6-2b）。

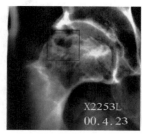
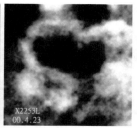
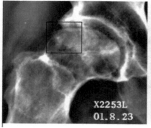
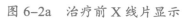

　　图 6-2a　治疗前 X 线片显示　　　　　　图 6-2b　治疗后 X 线片显示

📋病例 56

　　张某，男，36 岁，因过度饮酒导致右侧股骨头坏死。治疗前（2001 年 1 月 5 日）X 线片显示：邻颈区有巨大的囊变可见。通过黄氏疗法治疗后，2004 年 8 月 18 日 X 线片显示：囊变区已消失，新骨生长出现，骨结构得到了修复（图 6-3a 和图 6-3b）。

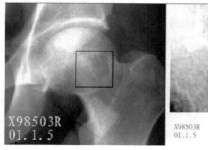

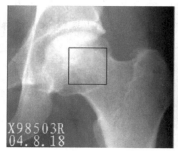
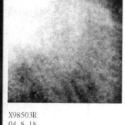

　　图 6-3a　治疗前 X 线片显示　　　　　　图 6-3b　治疗后 X 线片显示

病例 57

高某，男，50 岁，因过度饮酒导致右侧股骨头坏死。患者右髋疼痛逐渐加重，屈伸受限，于 2009 年 10 月 19 日就诊。治疗前 X 线片显示：股骨头塌陷变形，承载区出现了断裂带。通过黄氏疗法治疗后，2011 年 10 月 9 日 X 线片显示：股骨头已经重建重塑（图 6-4a 和图 6-4b）。

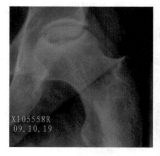 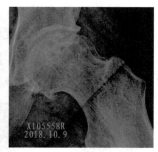

图 6-4a 治疗前　　　　　图 6-4b 治疗后
X 线片显示　　　　　　　X 线片显示

病例 58

龚某，男，55 岁，酗酒致双侧股骨头坏死。双髋疼痛难忍，屈伸不利，跛行，行走困难，治疗前（2011 年 3 月 5 日）X 线片显示：双侧股骨头塌陷变形，轮廓线不连续、多处囊性病变，股骨颈、大粗隆区骨密度减低，骨结构破坏。经黄氏疗法治疗后，双髋功能正常。2016 年 12 月 23 日 X 线片显示：双侧股骨头形态饱满，表面光滑，骨结构重建修复，囊性改变已被新生骨小梁充填（图 6-5a、图 6-5b、图 6-5c 和图 6-5d）。

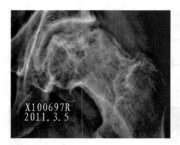 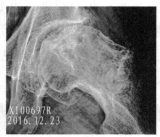 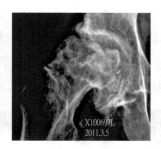 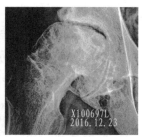

图 6-5a 治疗前右侧　　图 6-5b 治疗后右侧　　图 6-5c 治疗前左侧　　图 6-5d 治疗后左侧
X 线片显示　　　　　　X 线片显示　　　　　　X 线片显示　　　　　　X 线片显示

病例 59

霍某，男，40 岁，过度饮酒导致左侧股骨股骨头坏死。治疗前（2012 年 5 月 28 日）X 线片显示：股骨头塌陷变形，轮廓线毛糙断裂，骨小梁稀疏紊乱、模糊，有囊性变及断裂带。经黄氏疗法治疗后，2014 年 12 月 9 日 X 线片显示：股骨头形态饱满，骨结构已修复，髋关节结构关系适应新的力学环境（图 6-6a 和图 6-6b）。

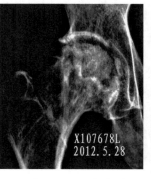 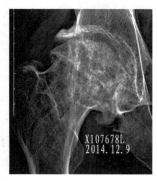

图 6-6a 治疗前　　　　　图 6-6b 治疗后
X 线片显示　　　　　　　X 线片显示

病例 60

曹某，男，39 岁，酗酒致左侧股骨头坏死。治疗前（2012 年 1 月 6 日）X 线片显示：股骨头骨结构破坏、骨密度低，骨小梁紊乱、稀疏、断裂，邻颈区有较大囊变。经黄氏疗法治疗后，2015 年 6 月 6 日 X 线片显示：股骨头邻颈区较大囊变消失，有新骨生长，骨结构重建修复，头圆润，恢复正常行走（图 6-7a 和图 6-7b）。

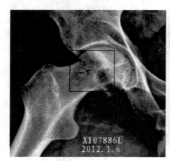 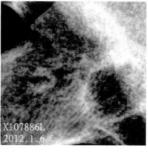 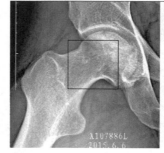 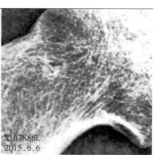

图 6-7a　治疗前 X 线片显示　　　　　　　图 6-7b　治疗后 X 线片显示

病例 61

曾某，男，33 岁，酗酒致双侧股骨头坏死。2010 年自觉双髋疼痛，间断性发作，伴有跛行，腰膝疼痛，治疗前（2012 年 5 月 24 日）X 线片显示：双侧股骨头塌陷变形、碎裂，轮廓线破坏不连续，有大小不等的囊性改变，有游离小骨块。经黄氏疗法治疗后，双髋功能正常，2015 年 4 月 29 日 X 线片显示：双侧股骨头形态饱满、轮廓线光滑，囊变区及游离骨块修复，双侧股骨头骨密度增强，骨结构正常（图 6-8a、图 6-8b、图 6-8c 和图 6-8d）。

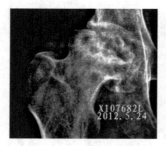 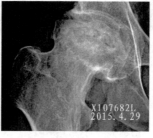 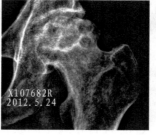 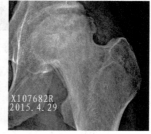

图 6-8a　治疗前左侧　　　图 6-8b　治疗后左侧　　　图 6-8c　治疗前右侧　　　图 6-8d　治疗后右侧
　　X 线片显示　　　　　　　X 线片显示　　　　　　　X 线片显示　　　　　　　X 线片显示

病例 62

朱某，男，29 岁，酗酒致左侧股骨头坏死。左髋疼痛难忍，治疗前（2012 年 6 月 13 日）X 线片显示：股骨头有不规则断裂带，承载区有碎裂，骨小梁模糊紊乱。经黄氏疗法治疗后，2015 年 6 月 23 日 X 线片显示：股骨头饱满，骨结构均匀致密，碎裂的股骨头已修复（图 6-9a 和图 6-9b）。

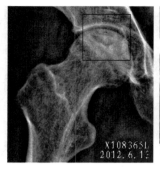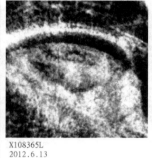

图 6-9a　治疗前 X 线片显示

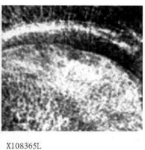

图 6-9b　治疗后 X 线片显示

病例 63

　　闫某，男，48 岁，酗酒致双侧股骨头坏死。治疗前（2013 年 12 月 4 日）X 线片显示：股骨头轮廓线不连续、有大小不等的囊性改变，双侧股骨头骨小梁骨密度不均匀。经黄氏疗法治疗后，双髋部功能正常。2014 年 5 月 27 日 X 线片显示：股骨头形态饱满，骨结构修复，囊变有新生骨小梁充填，骨结构均匀致密（图 6-10a、图 6-10b、图 6-10c 和图 6-10d）。

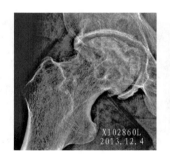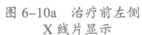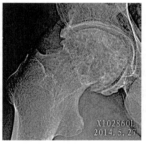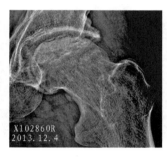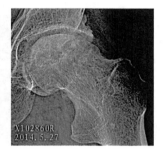

图 6-10a　治疗前左侧　　图 6-10b　治疗后左侧　　图 6-10c　治疗前右侧　　图 6-10d　治疗后右侧
　　　　　X 线片显示　　　　　　　　X 线片显示　　　　　　　　X 线片显示　　　　　　　　X 线片显示

病例 64

　　程某，男，47 岁，酗酒致左侧股骨头坏死。左髋疼痛，劳累后加重，下肢屈伸不利，跛行。

治疗前（2015 年 1 月 14 日）X 线片显示：左侧股骨头塌陷变形，轮廓线不连续，有大小不等囊性变。经黄氏疗法治疗后，左髋功能恢复正常。2017 年 5 月 17 日 X 线片显示：股骨头重建重塑，形态饱满，囊性改变已修复，新生骨小梁生长（图 6-11a、图 6-11b、图 6-11c 和图 6-11d）。

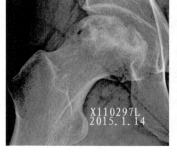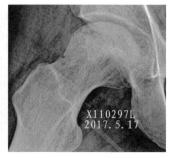

图 6-11a　治疗前　　　　图 6-11b　治疗后
　　　　X 线片显示　　　　　　　　X 线片显示

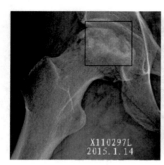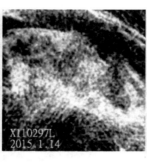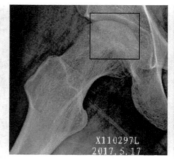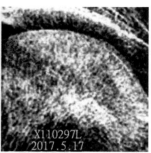

图 6-11c　治疗前 X 线片显示　　　　　　　　图 6-11d　治疗后 X 线片显示

第七章

髋关节结构不良合并股骨头坏死典型病例图谱

　　髋关节先天发育不良，会导致头臼结构变异，常出现半脱位或全脱位。有些患者髋臼发育畸形，对股骨头的包容度不全或髋臼指数过大，出现结构异常。由于头臼结构长期承受点状压力，会产生应力集中，导致股骨头骨结构破坏、力学性能丧失，并可能并发骨性关节炎。这类患者治疗难度较大，恢复髋关节正常结构的难度也较高。

　　黄氏疗法的治疗目的在于改善髋臼的包容度，提高负重功能，缓解疼痛，修复股骨头内骨结构破坏和骨性关节炎，并提高股骨头的力学性能，改善髋关节功能。主要采用股骨头坏死治疗仪、中药穴位释放法、口服承载丸、髋关节动态模造等方法治疗。

病例 65

饭塚正子，女，56 岁，日本国籍。先天髋关节发育不良，股骨头半脱位，1984 年股骨颈骨折，1989 年确诊左侧股骨头坏死。左髋疼痛十多年，行走困难，疼痛逐年加重，功能严重受限，跛行严重，用轮椅代步，日本中医治疗未见好转。1993 年 6 月 16 日来院就诊，治疗前 X 线片显示：股骨头结构异常，头向外侧移位，接近中心处与髋臼外唇形成承载环境，致应力集中，骨小梁结构破坏，全头出现大小不等多个囊性病变，骨性关节炎，关节间隙狭窄。经黄氏疗法治疗后，功能接近正常。1994 年 5 月 25 日 X 线片显示：股骨头轮廓线，关节间隙改善，囊变坏死修复，髋臼外缘出现应力遮挡，异位性骨化加大了对股骨头的包容度，重建重塑完成适应功能性修复。患者步态改善，弃拐行走（图 7-1a 和图 7-1b）。

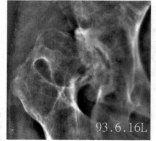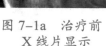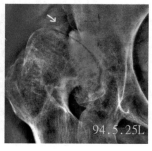

图 7-1a　治疗前　　　图 7-1b　治疗后
X 线片显示　　　　　　X 线片显示

注：髋关节形态结构与功能密切相关，一定的形态表现一定的功能，髋关节结构关系的变异，需构建新的力学环境，适应新的功能。

病例 66

黄某，女，60 岁，先天髋关节发育不良致双侧股骨头坏死。因先天性髋关节双侧脱位，臀部畸形，行走困难，呈企鹅步态，走路易摔倒。行双髋复位手术，术后双侧股骨头坏死，关节僵直、功能障碍、疼痛。1972 年 4 月 2 日 X 线片显示：双侧股骨头塌陷变形，双侧髋关节间隙消失，股骨颈短缩，髋臼及股骨头骨结构破坏，股骨头内呈溶骨样改变，骨小梁模糊、断裂，有死骨吸收致囊性改变，邻颈区、大粗隆区骨量减少，骨皮质变薄。经黄氏疗法治疗 3 年股骨头重建重塑。X 线片显示：双侧髋关节间隙再现，股骨头轮廓线清晰，股骨头形态饱满，髋臼及股骨头坏死区修复，骨小梁分布均匀，股骨头重建重塑。患者生活自理，步态、功能有明显改善，能正常工作（图 7-2a、图 7-2b 图 7-2c）。

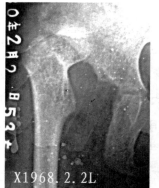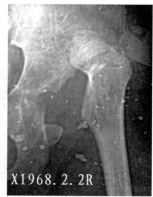

X1968.2.2L　　　X1968.2.2R

图 7-2a　治疗前 X 线片显示先天性髋关节完全脱位

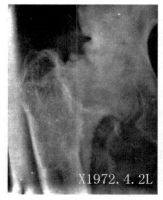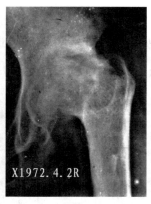

图 7-2b 手术复位后 X 线片显示双侧股骨头坏死

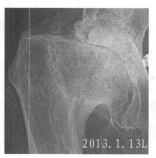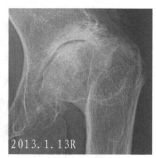

图 7-2c 经黄氏疗法治疗后复查 X 线片
显示双侧股骨头修复重建

病例 67

洪某，女，34 岁，因先天髋关节发育不良致左侧股骨头坏死。左髋疼痛多年，跛行，肌肉萎缩，逐年加重，用轮椅代步。治疗前（1994 年 2 月 3 日）X 线片显示：股骨头塌陷，形态不规则，承载区坏死骨碎裂，全头骨结构破坏，股骨头半脱位。经黄氏疗法治疗后，功能正常，步态纠正。1996 年 5 月 10 日 X 线片显示：股骨头轮廓线清晰，形态较前圆滑，骨密度均匀，塌陷碎裂骨结构重建修复，髋关节结构改善（图 7-3a 和图 7-3b）。

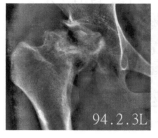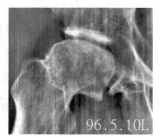

图 7-3a 治疗前　　　　图 7-3b 治疗后
　X 线片显示　　　　　　X 线片显示

病例 68

刘某，女，60 岁，因先天髋关节发育不良致右侧股骨头坏死，髋部疼痛，加重两年。治疗前（1996 年 3 月 15 日）X 线片显示：髋臼外缘骨密度增强，包容度欠佳，股骨头承载区和髋臼呈硬化坏死，有囊性改变，头外缘及邻颈区密度低下，灰度值 70 以下，骨量丢失，合并骨性关节炎。经黄氏疗法治疗后，右髋功能正常，步态得到纠正。1999 年 3 月 9 日 X 线片显示：骨坏死区消失，囊变区新骨替代，骨密度均匀，臼盖缺损修复，髋关节结构改善（图 7-4a 和图 7-4b）。

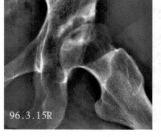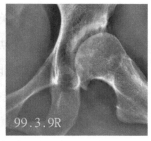

图 7-4a 治疗前　　　　图 7-4b 治疗后
　X 线片显示　　　　　　X 线片显示

■病例 69

周某，女，79 岁，因先天髋关节发育不良致左侧股骨头骨结构破坏，左髋部疼痛，68 岁行左髋手术治疗，近年来症状加重，功能严重受限。治疗前（1998 年 8 月 14 日）X 线片显示：股骨头半脱位，髋臼窝有低密度减低区，骨小梁模糊紊乱、关节间隙狭窄，合并骨性关节炎。经黄氏疗法治疗后，功能接近正常，步态纠正。2001 年 10 月 4 日 X 线片显示：髋臼包容度增大，股骨头重建重塑，骨密度均匀，关节间隙有所改善（图 7-5a 和图 7-5b）。

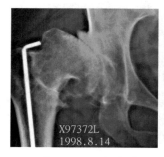
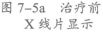
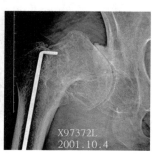

图 7-5a 治疗前　　　图 7-5b 治疗后
X 线片显示　　　　　X 线片显示

■病例 70

王某，女，50 岁，工程师。因先天髋关节发育不良致左侧股骨头坏死，髋部疼痛 7 年，功能受限。治疗前（1999 年 1 月 14 日）X 线片显示：髋关节结构不良，股骨头轮廓线毛糙，有囊性病变，合并骨性关节炎。经黄氏疗法治疗后，功能恢复正常。2002 年 6 月 25 日 X 线片显示：股骨头轮廓线清晰，关节间隙正常，囊变坏死已修复，髋臼外唇有新生骨生长，加大了对股骨头的包容度，髋关节间隙改善（图 7-6a 和图 7-6b）。

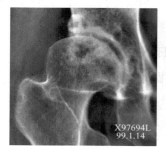
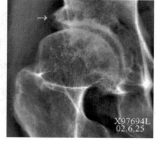

图 7-6a 治疗前　　　图 7-6b 治疗后
X 线片显示　　　　　X 线片显示

■病例 71

易某，女，13 岁，因先天髋关节发育不良致左侧股骨头骨结构破坏，左髋疼痛 3 年，加重 1 年，功能严重受限、跛行。治疗前（2003 年 6 月 10 日）X 线片显示：髋臼骨结构破坏，包容度差，头塌陷变形，关节间隙狭窄，有大小不等的囊性改变及碎骨块，合并骨性关节炎。经黄氏疗法治疗后，功能恢复正常，步态纠正。2006 年 7 月 4 日 X 线片显示：髋臼、股骨头骨密度均匀，关节间隙改善，股骨头形态饱满，囊变修复，骨结构改善（图 7-7a 和图 7-7b）。

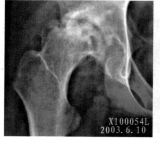
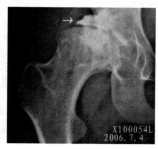

图 7-7a 治疗前　　　图 7-7b 治疗后
X 线片显示　　　　　X 线片显示

病例 72

宋某，女，50 岁，先天髋关节发育不良致右侧股骨头骨结构破坏。患者劳累后和行走多时出现跛行，近 4 年症状加重，功能受限。治疗前（2005 年 3 月 16 日）X 线片显示：股骨头半脱位，有低密度减低区，髋关节间隙狭窄，合并骨性关节炎。经黄氏疗法治疗后，走路明显改善，功能恢复正常。2007 年 10 月 18 日 X 线片显示：髋臼包容度增大，股骨头重建重塑，骨密度均匀，关节间隙改善，骨坏死已修复（图 7-8a 和图 7-8b）。

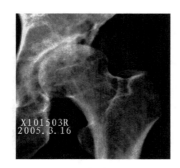

图 7-8a　治疗前 X 线片显示

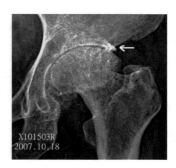

图 7-8b　治疗后 X 线片显示

病例 73

杨某，女，59 岁，先天髋关节发育不良致双侧股骨头骨结构破坏。功能受限，跛行严重，持双拐行走，治疗前（2007 年 8 月 1 日）X 线片显示：双侧股骨头半脱位，包容度欠佳，双髋关节间隙狭窄、模糊不清，双侧股骨头承载区、中心区、髋臼斑片样密度减低，结构破坏，骨性关节炎。经黄氏疗法治疗后，走路较前明显改善，双髋功能接近正常。2010 年 9 月 27 日 X 线片显示：坏死区骨结构重建，新骨替代，骨密度均匀，臼盖缺损修复，髋关节结构改善，关节间隙再现（图 7-9a、图 7-9b、图 7-9c 和图 7-9d）。

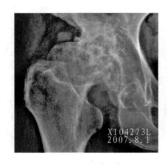

图 7-9a　治疗前左侧 X 线片显示

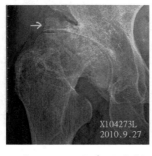

图 7-9b　治疗后左侧 X 线片显示

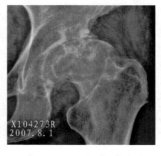

图 7-9c　治疗前右侧 X 线片显示

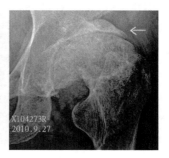

图 7-9d　治疗后右侧 X 线片显示

病例 74

　　龙某，男，36 岁，先天髋关节发育不良致右侧股骨头骨结构破坏。右髋疼痛多年，疼痛呈间断性，劳累后加重，功能受限，轮椅代步。治疗前（2007 年 4 月 16 日）X 线片显示：髋臼骨密度减低，包容度差，股骨头囊变，骨结构破坏，全头坏死，合并骨性关节炎。经黄氏疗法治疗后，2010 年 8 月 7 日 X 线片显示：骨坏死区修复，新骨替代，骨密度均匀，囊变修复，髋臼包容度有所改善（图 7-10a 和图 7-10b）。

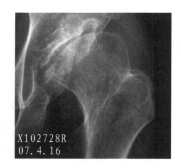 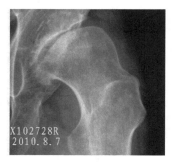

图 7-10a　治疗前 X 线片显示　　　　　图 7-10b　治疗后 X 线片显示

病例 75

　　徐某，女，52 岁，先天髋关节发育不良致双侧股骨头骨坏死。双髋部间断性疼痛 26 年，加重 3 年。患者功能严重受限，跛行严重，肌肉萎缩，轮椅代步。治疗前（2008 年 12 月 10 日）X 线片显示：股骨头塌陷变形，双髋关节间隙变窄，髋臼出现密度减低和硬化坏死，合并骨性关节炎。经黄氏疗法治疗后，双髋功能接近正常。2012 年 10 月 15 日 X 线片显示：股骨头坏死重建修复，新骨替代，骨密度均匀，囊变坏死修复，髋关节结构适应新的力学环境，关节间隙再现（图 7-11a、图 7-11b、图 7-11c 和图 7-11d）。

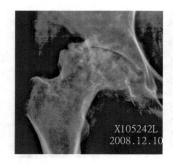 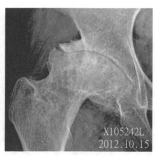 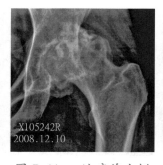 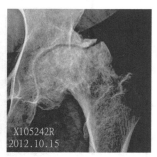

图 7-11a　治疗前左侧　　图 7-11b　治疗后左侧　　图 7-11c　治疗前右侧　　图 7-11d　治疗后右侧
　　　X 线片显示　　　　　　　X 线片显示　　　　　　　X 线片显示　　　　　　　X 线片显示

病例 76

刁某，女，52 岁，先天髋关节发育不良致左侧股骨头坏死。2007 年 1 月开始出现不明原因的腿部疼痛，于 2009 年疼痛加重，不能行走。治疗前（2009 年 12 月 9 日）X 线片显示：髋关节间隙狭窄模糊，股骨头扁平变形，呈半脱位，有大小不等的囊性改变，骨小梁稀疏紊乱，合并骨性关节炎，经黄氏疗法治疗后，功能正常。2014 年 10 月 27 日 X 线片显示：股骨头坏死区重建修复，囊变区新骨替代，骨密度均匀，髋关节结构适应新的力学环境，关节间隙再现（图 7-12a 和图 7-12b）。

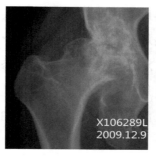 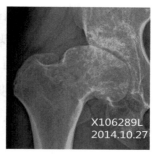

图 7-12a　治疗前　　　　图 7-12b　治疗后
　　　X 线片显示　　　　　　X 线片显示

病例 77

韩某，女，46 岁，先天髋关节发育不良致左侧股骨头骨结构破坏。2002 年 4 月出现不明原因的腰部疼痛，被诊断为腰椎间盘突出症，2006 年 11 月劳累后腰部疼痛加重。治疗前（2009 年 12 月 25 日）X 线片显示：股骨头塌陷变形，较大囊性改变，骨小梁稀疏紊乱。经黄氏疗法治疗后，功能正常。2012 年 2 月 13 日 X 线片显示：股骨头坏死区重建修复，囊变坏死修复，头饱满，骨密度均匀，髋关节结构适应新的力学环境（图 7-13a 和图 7-13b）。

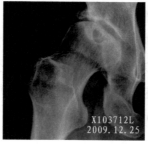 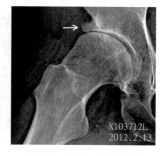

图 7-13a　治疗前　　　　图 7-13b　治疗后
　　　X 线片显示　　　　　　X 线片显示

病例 78

刘某，女，40 岁，先天髋关节发育不良致左侧股骨头骨结构破坏。患者左髋间断疼痛多年，轻度跛行，持双拐行走。2010 年 8 月 3 日 X 线片显示：髋臼外缘骨密度减低，髋关节间隙变窄，股骨头全头坏死，包容度差，合并骨性关节炎。经黄氏疗法治疗后，功能正常，步态纠正。2012 年 3 月 17 日 X 线片显示：股骨头坏死区骨小梁生长，坏死修复，新骨替代，骨密度均匀，髋臼包容度有所改善，髋关节结构改善（图 7-14a 和图 7-14b）。

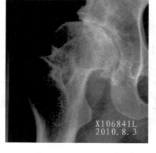 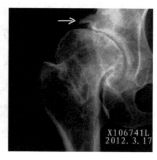

图 7-14a　治疗前　　　　图 7-14b　治疗后
　　　X 线片显示　　　　　　X 线片显示

病例 79

黄某，女，68 岁，先天髋关节发育不良致右侧股骨头骨坏死。右髋疼痛 5 年，功能严重受限，跛行严重，劳累后针刺样疼痛，持双拐行走。治疗前（2010 年 7 月 5 日）X 线片显示：髋臼窝浅，对股骨头包容度差，半脱位，间隙狭窄，头塌陷变形，全头坏死。经黄氏疗法治疗后，2014 年 8 月 21 日 X 线片显示：坏死已修复、新骨替代、骨密度均匀，髋臼包容度明显改善、关节结构改善、间隙再现（图 7-15a 和图 7-15b）。

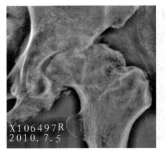 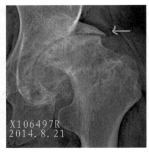

图 7-15a　治疗前　　　　图 7-15b　治疗后
　　　 X 线片显示　　　　　　　 X 线片显示

病例 80

张某，女，43 岁，先天髋关节发育不良致右侧股骨头骨结构破坏。右髋部疼痛，近 3 年疼痛加重，右髋功能受限，跛行。治疗前（2011 年 10 月 17 日）X 线片显示：股骨头半脱位，塌陷变形，髋臼外缘骨密度减低。经黄氏疗法治疗后，2014 年 4 月 27 日 X 线片显示：坏死区消失，骨密度增强，臼盖及髋关节结构修复（图 7-16a 和图 7-16b）。

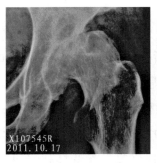 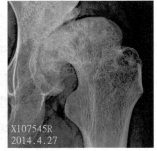

图 7-16a　治疗前　　　　图 7-16b　治疗后
　　　 X 线片显示　　　　　　　 X 线片显示

病例 81

洪某，女，66 岁，先天髋关节发育不良致右侧股骨头坏死。右髋部间断疼痛多年，加重 3 年。功能严重受限，跛行，轮椅代步。治疗前（2011 年 2 月 17 日）X 线片显示：髋臼骨密度减低、股骨头骨结构破坏、轮廓线不连续，外缘缺损，髋关节间隙狭窄、模糊不清，有死骨部分吸收，合并骨性关节炎。经黄氏疗法治疗后，2012 年 6 月 28 日 X 线片显示：坏死囊变消失、新骨生长替代、骨密度均匀，髋臼包容度明显改善，髋关节结构修复及间隙再现（图 7-17a 和图 7-17b）。

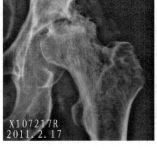 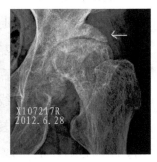

图 7-17a　治疗前　　　　图 7-17b　治疗后
　　　 X 线片显示　　　　　　　 X 线片显示

病例 82

吴某，女，73 岁，先天髋关节发育不良致左侧股骨头骨结构破坏。左髋疼痛，近一月不能行走，轮椅代步，功能严重受限，肌肉萎缩。治疗前（2012 年 4 月 23 日）X 线片显示：关节间隙狭窄模糊，髋臼、承载区多处囊性改变，全头坏死。经黄氏疗法治疗后，2013 年 7 月 5 日 X 线片显示：髋臼和股骨头骨结构重建修复，骨密度增强，关节间隙有所改善，髋臼骨结构改善，功能已近正常（图 7-18a 和图 7-18b）。

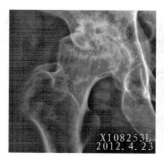 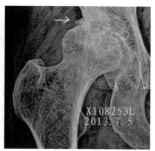

图 7-18a　治疗前　　　图 7-18b　治疗后
　　X 线片显示　　　　　　X 线片显示

病例 83

陈某，女，68 岁，先天髋关节发育不良致左侧股骨头坏死。劳累后髋疼痛，跛行。功能严重受限，需轮椅代步。治疗前（2012 年 10 月 17 日）X 线片显示：髋关节间隙模糊不清，股骨头严重塌陷变形，承载区骨小梁迂曲断裂，髋关节破坏，半脱位，全头坏死。经黄氏疗法治疗后，2014 年 10 月 11 日 X 线片显示：髋关节功能再现，外缘区、承载区有新生骨小梁生长，坏死区修复，髋关节间隙增宽（图 7-19a 和图 7-19b）。

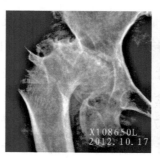 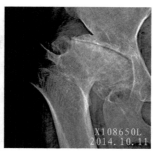

图 7-19a　治疗前　　　图 7-19b　治疗后
　　X 线片显示　　　　　　X 线片显示

病例 84

侯某，女，54 岁，先天髋关节发育不良致右侧股骨头坏死。患者 2010 年右髋疼痛伴有腰部疼痛，按腰椎间盘突出症治疗 1 年，2011 年 12 月疼痛加重，功能受限，跛行，持双拐行走。治疗前（2012 年 10 月 9 日）X 线片显示：髋臼包容度差，关节间隙狭窄，模糊不清，髋臼及股骨头骨结构破坏，合并骨性关节炎。经黄氏疗法治疗后，2018 年 3 月 30 日 X 线片显示：髋臼包容度改善，髋关节间隙再现，股骨头重建重塑，囊变区有新骨生长，骨结构修复（图 7-20a 和图 7-20b）。

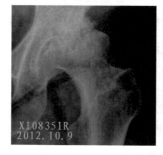 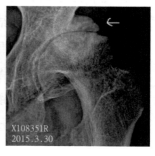

图 7-20a　治疗前　　　图 7-20b　治疗后
　　X 线片显示　　　　　　X 线片显示

病例 85

陶某，女，68 岁，先天髋关节发育不良致右侧股骨头骨结构破坏。右髋疼痛多年，功能严重受限，跛行，肌肉萎缩，持双拐行走。治疗前（2013 年 9 月 6 日）X 线片显示：髋关节间隙狭窄不清，髋臼外缘骨密度减低，股骨头全头坏死及囊性改变，合并骨性关节炎。经黄氏疗法治疗后，功能接近正常，步态纠正。2013 年 12 月 20 日 X 线片显示：坏死区修复，新骨替代，骨密度均匀，臼盖重建修复，髋关节结构及间隙再现（图 7-21a 和图 7-21b）。

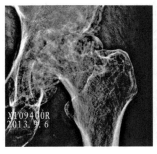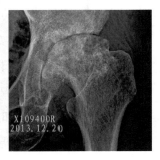

图 7-21a 治疗前　　　图 7-21b 治疗后
　X 线片显示　　　　　　X 线片显示

病例 86

刘某，女，59 岁，先天髋关节发育不良致右侧股骨头骨结构破坏。右髋间断疼痛 10 年，功能受限，轻度跛行，持双拐行走。治疗前（2015 年 4 月 24 日）X 线片显示：股骨头半脱位、骨结构破坏，髋臼和股骨头有大小不等囊变、关节间隙狭窄，股骨头全头坏死。经黄氏疗法治疗后，2016 年 12 月 17 日 X 线片显示：坏死区有新骨小梁生长、骨密度均匀，臼盖对股骨头包容度改善、关节间隙改善（图 7-22a 和图 7-22b）。

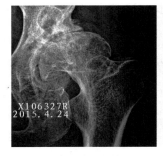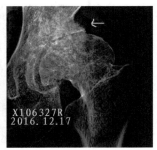

图 7-22a 治疗前　　　图 7-22b 治疗后
　X 线片显示　　　　　　X 线片显示

病例 87

律某，女，49 岁，先天髋关节发育不良致左侧股骨头坏死。左髋及腰膝间断疼痛 6 年，功能严重受限，跛行，轮椅代步。治疗前（2015 年 11 月 6 日）X 线片显示：髋关节间隙消失，合并髋关节骨性关节炎，左侧塌陷变形，承载区有死骨吸收，骨小梁结构紊乱。经黄氏疗法治疗后，左髋关节功能再现。2016 年 11 月 28 日 X 线片显示：左侧股骨头间隙清晰增宽，轮廓线清晰、骨小梁均匀致密，坏死骨小梁已修复（图 7-23a 和图 7-23b）。

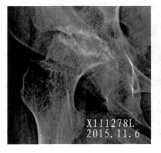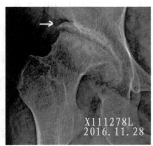

图 7-23a 治疗前　　　图 7-23b 治疗后
　X 线片显示　　　　　　X 线片显示

第八章

慢性累积性损伤致股骨头坏死典型病例图谱

股骨头坏死是一种常见于长期固定体位劳动或运动员的髋关节疾病。由于长期接受固定形成的应力刺激，股骨头内微结构易受损伤，长期慢性累积性损伤导致病灶逐渐扩大，最终导致股骨头碎裂、塌陷、变形、吸收。青少年患者更难治疗，因为置换全髋人工关节时他们的年龄太小，需要面对未来多次翻修，易造成终生痛苦。

黄氏疗法采用股骨头坏死治疗仪穴位中药释放法、承载丸系列中药等方法，旨在扶正固本、益髓填精、补肾壮骨、改善供血系统和髋关节受力环境，从而防止继续坏死。黄氏疗法还设定了动态模造方式，促进头臼结构关系的改善，激活成骨细胞活性，促进骨结构重塑、重建修复。

病例 88

　　吴某，男，33 岁，军人。长期高强度训练引发右侧股骨头坏死，导致右髋疼痛 3 年，近 5 个月症状加重，功能受限，跛行，持双拐行走。2003 年 12 月 17 日 X 线片显示：右侧股骨头已出现毛糙不光滑的轮廓线，外缘有囊性改变，骨结构破坏严重。经黄氏疗法治疗后，患者关节功能恢复正常，2006 年 8 月 20 日 X 线片显示：右侧股骨头轮廓线光滑，骨结构得到修复（图 8-1a 和图 8-1b）。

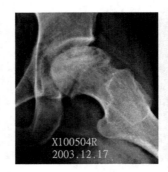 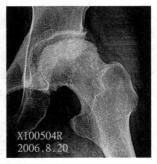

图 8-1a　治疗前　　　　图 8-1b　治疗后
　X 线片显示　　　　　　X 线片显示

病例 89

　　陈某，男，47 岁，患慢性累积性损伤致右侧股骨头坏死。右髋疼痛，功能受限。治疗前（2003 年 3 月 8 日）X 线片显示：右侧股骨头塌陷变形，承载区有横行骨折线。经黄氏疗法治疗后，2005 年 11 月 4 日 X 线片显示：右侧股骨头已重建重塑，轮廓线连续饱满，骨折线及骨坏死已修复（图 8-2a 和图 8-2b）。

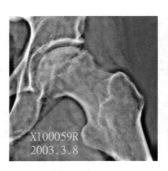 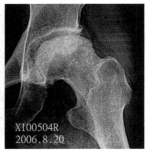

图 8-2a　治疗前　　　　图 8-2b　治疗后
　X 线片显示　　　　　　X 线片显示

病例 90

　　蔡某，女，49 岁，患慢性累积性损伤致左侧股骨头坏死。治疗前（2007 年 12 月 28 日）X 线片显示：左侧股骨头塌陷变形，轮廓线不连续，承载区有囊性改变，骨小梁断裂结构破坏。经黄氏疗法治疗后，2010 年 10 月 5 日 X 线片显示：左侧股骨头已重建重塑，轮廓线连续饱满光滑，囊变区有新生骨小梁生长，骨坏死已修复（图 8-3a 和图 8-3b）。

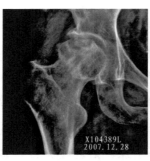 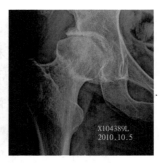

图 8-3a　治疗前　　　　图 8-3b　治疗后
　X 线片显示　　　　　　X 线片显示

病例 91

　　王某，女，44 岁，患慢性累积性损伤致左侧股骨头坏死。治疗前（2013 年 8 月 5 日）X 线片显示：股骨头轮廓线毛糙不光滑，股骨头囊性改变、骨结构破坏。经黄氏疗法治疗后，2015 年 7 月 23 日 X 线片显示：股骨头轮廓线连续形态饱满，囊性变已修复，骨结构均匀致密（图 8-4a 和图 8-4b）。

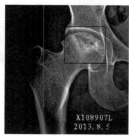 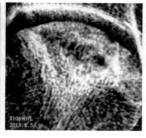 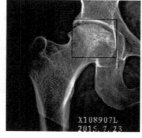 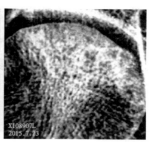

　　　　图 8-4a　治疗前 X 线片显示　　　　　　　　图 8-4b　治疗后 X 线片显示

病例 92

　　周某，男，45 岁，患慢性累积性损伤致左侧股骨头坏死。左髋疼痛 3 年，加重 2 个月，跛行，持双拐行走。治疗前（2008 年 5 月 5 日）X 线片显示：股骨头轮廓线毛糙不光滑，有较大囊性改变，骨小梁断裂稀疏紊乱，骨密度高低不均，骨结构破坏。经黄氏疗法治疗后，2010 年 7 月 2 日 X 线片显示：轮廓线光滑，股骨头饱满，囊变区有新生骨小梁生长，骨结构重建修复（图 8-5a 和图 8-5b）。

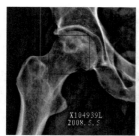 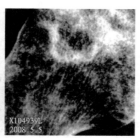 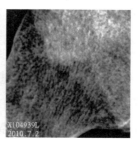

　　　　图 8-5a　治疗前 X 线片显示　　　　　　　　图 8-5b　治疗后 X 线片显示

病例 93

　　梅某，男，40 岁，患慢性累积性损伤致左侧股骨头坏死。治疗前（2008 年 7 月 8 日）X 线片显示：左侧股骨头塌陷变形、碎裂，轮廓线不连续及病理性骨折，骨密度不均匀，骨结构破坏。经黄氏疗法治疗后髋关节功能近正常。2011 年 9 月 9 日 X 线片显示：左侧股骨头重建重塑、结构修复，股骨头形态饱满，轮廓线病理性骨折修复（图 8-6a 和图 8-6b）。

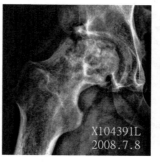 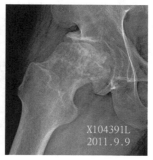

　　图 8-6a　治疗前　　　　　图 8-6b　治疗后
　　　　X 线片显示　　　　　　　　X 线片显示

病例 94

柯某，女，40 岁，患右侧股骨头坏死。治疗前（2008 年 9 月 25 日）X 线片显示：股骨头塌陷变形、轮廓线不连续、有游离骨块，骨小梁紊乱。经黄氏疗法治疗后，2015 年 3 月 16 日 X 线片显示：股骨头已重建重塑，囊变区新生骨小梁生长，骨密度均匀致密（图 8-7a 和图 8-7b）。

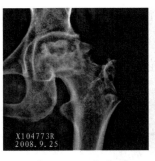 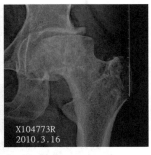

图 8-7a　治疗前　　　　图 8-7b　治疗后
X 线片显示　　　　　　X 线片显示

病例 95

王某，女，53 岁，患右侧股骨头坏死。治疗前（2011 年 5 月 17 日）X 线片显示：股骨头塌陷变形，骨小梁断裂伴囊性改变。经黄氏疗法治疗后，2015 年 7 月 2 日 X 线片显示：股骨头骨小梁断裂及囊性改变已修复，有新生骨小梁生长，关节功能正常（图 8-8a 和图 8-8b）。

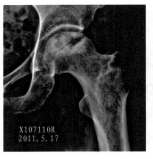 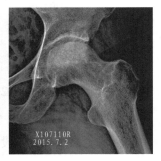

图 8-8a　治疗前　　　　图 8-8b　治疗后
X 线片显示　　　　　　X 线片显示

病例 96

秦某，男，37 岁，患左侧股骨头坏死。治疗前（2015 年 3 月 27 日）X 线片显示：股骨头塌陷变形、囊变及断裂带。经黄氏疗法治疗后，2017 年 6 月 12 日 X 线片显示：股骨头已重建重塑，有新生骨小梁生长，坏死骨结构已修复（图 8-9a 和图 8-9b）。

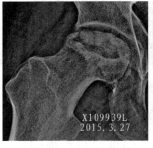 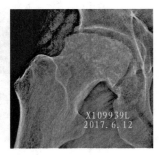

图 8-9a　治疗前　　　　图 8-9b　治疗后
X 线片显示　　　　　　X 线片显示

第九章

儿童股骨头坏死的典型病例图谱

　　中医学认为，儿童股骨头坏死是先天禀赋不足和后天失养造成的结果。先天肾精亏损导致骨不充、髓不生，肾气不足，中气不生，脾肾虚弱，水谷不能消化代谢。后天精气不能补充先天不足，进而导致骨枯筋萎，最终成为股骨头坏死。西医学称之为"骨骺骨软骨症""股骨头骨软骨炎""扁平髋""潘氏症"等。患病常见于4～10岁儿童，表现为无菌性缺血性坏死，导致骨骺吸收、变形、碎裂，以及骨性关节炎。研究显示，本病的诱因常与外伤、髋关节内压增高、骺动脉栓塞等有关。

　　黄氏疗法治疗股骨头坏死，主要采用股骨头坏死治疗仪、中药穴位释放法、承载丸系列中药、童力膏等方法，旨在扶正固本，补肾益髓填精，充实肾精，使脏腑功能旺盛，从而促进骨生长发育，刺激骨细胞活化，提高骨小梁的强度、密度和刚性，增加骨量，塑形头臼。治疗期间患儿需要使用拐杖，并注意避免盘腿和过度运动。

病例 97

杨某，男，12 岁，学生。因外伤致左侧股骨头坏死，治疗前左髋部疼痛 2 年并出现跛行。

1993 年 1 月 5 日 X 线片显示：左侧骨骺核吸收并碎裂，形态不规则，骺线紊乱，骺板下骨密度不均，有囊性改变。经黄氏疗法治疗后，跛行纠正，股骨头坏死治愈。1995 年 4 月 29 日 X 线片显示：骺核重建重塑，囊变已修复，骨骺核形态饱满，轮廓线光滑，股骨头和髋臼结构正常（图 9-1a 和图 9-1b）。

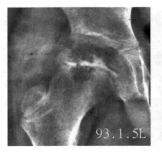 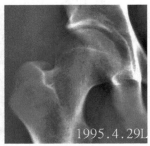

图 9-1a 治疗前　　　　图 9-1b 治疗后
X 线片显示　　　　　　X 线片显示

病例 98

周某，男，9 岁，学生。因不明原因致右侧股骨头坏死，两年来出现跛行、易疲劳和间断性髋部酸痛。1995 年 6 月 22 日 X 线片显示：骨骺核缺损和破裂，骺线增宽，干骺端骨密度不均匀。经黄氏疗法治疗后，走路正常。1997 年 3 月 29 日 X 线片显示：骺核吸收和塌陷已修复，股骨头光滑、形态饱满，髋关节结构正常（图 9-2a 和图 9-2b）。

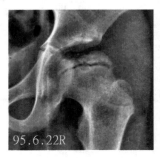 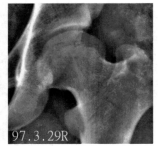

图 9-2a 治疗前　　　　图 9-2b 治疗后
X 线片显示　　　　　　X 线片显示

病例 99

罗某，女，14 岁，体操运动员。长期慢性累积性损伤致右侧全髋坏死，跛行 1 年，治疗前股骨头全头坏死吸收、残端破碎，髋臼结构破坏并伴有骨性关节炎，关节间隙不规则增宽、纤维连接。经黄氏疗法治疗后，跛行纠正，2000 年 8 月 26 日 X 线片显示：股骨头生长塑形，股骨头圆润，关节间隙清晰可见，骨结构重建，髋臼修复，臼外缘形成应力遮挡，包容度加大，头稳定，髋关节功能恢复正常（图 9-3a、图 9-3b、图 9-3c、图 9-3d、图 9-3e 和图 9-3f）。

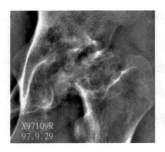 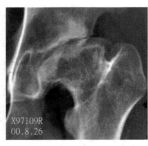 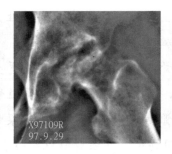 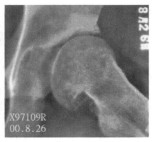

图 9-3a 治疗前正位　　图 9-3b 治疗后正位　　图 9-3c 治疗前蛙式位　　图 9-3d 治疗后蛙式位
X 线片显示　　　　　　X 线片显示　　　　　　X 线片显示　　　　　　X 线片显示

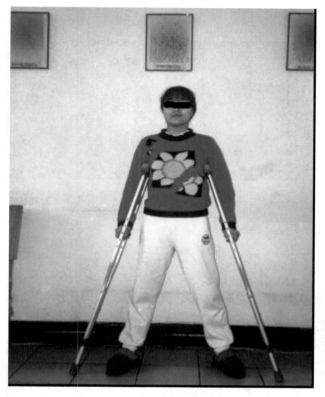

图 9-3e　治疗前患者照片

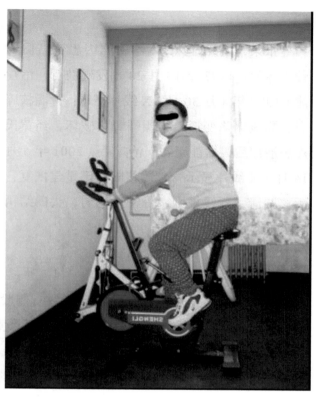

图 9-3f　治疗后患者照片

病例 100

　　王某，男，12 岁，1996 年 11 月 14 日因股骨颈骨折内固定，两个月后取钉。1998 年 2 月被确诊为右侧股骨头坏死，出现右髋疼痛、跛行，腰膝疼痛，双拐行走。治疗前（1998 年 12 月 22 日）X 线片显示：股骨头骨骺核破坏、塌陷，干骺端大量死骨，钉道清晰可见。经黄氏疗法治疗后，疼痛消失，跛行纠正。治疗后（2000 年 11 月 4 日）X 线片显示：死骨吸收，新骨充填，形态圆滑，密度均匀，头臼修复，功能正常（图 9-4a 和图 9-4b）。

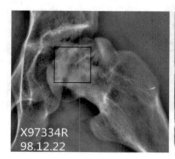
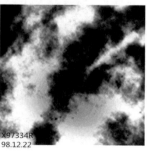

图 9-4a　治疗前 X 线片显示

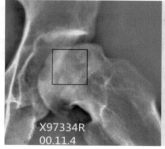
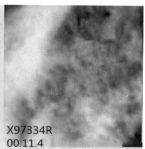

图 9-4b　治疗后 X 线片显示

病例 101

张某，女，7 岁，因不明原因患有右侧股骨头坏死。1997 年 10 月 20 日发现跛行，治疗前（1998 年 4 月 30 日）X 线片显示：骨骺核碎裂、骺核塌陷变形，干骺端骨质破坏，经黄氏疗法治疗后，功能正常。治疗后（2001 年 5 月 14 日）X 线片显示：骨骺核断裂已重建恢复，骺核圆滑，骺线规则，骨密度均匀，头臼结构近于正常（图 9-5a 和图 9-5b）。

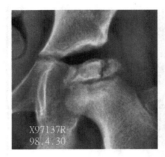 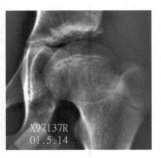

图 9-5a　治疗前　　　　　图 9-5b　治疗后
　　X 线片显示　　　　　　　X 线片显示

病例 102

姜某，女，14 岁，学生。因激素致右侧股骨头坏死。右髋疼痛、跛行 1 年，当地医院诊断为右侧股骨头坏死，现疼痛难忍，跛行逐渐严重。治疗前（1999 年 1 月 18 日）X 线片显示：骨骺核变扁、密度不均匀，向内侧滑脱，干骺端呈硬化坏死，邻颈区出现囊性病变。经黄氏疗法治疗后，疼痛症状消失，跛行纠正。治疗后（2000 年 10 月 13 日）X 线片显示：骨骺核滑脱纠正，复位，骺线清晰，骨密度较前均匀，死骨吸收，新生骨小梁生长旺盛（图 9-6a 和图 9-6b）。

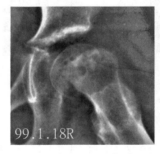 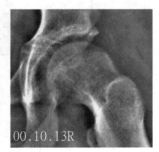

图 9-6a　治疗前　　　　　图 9-6b　治疗后
　　X 线片显示　　　　　　　X 线片显示

病例 103

钱某，男，6 岁，因无诱因致右侧股骨头坏死，跛行 2 年，下肢酸痛。治疗前（1999 年 8 月 9 日）X 线片显示：骨骺核坏死吸收缺损，大部分干骺端呈硬化性坏死。经黄氏疗法治疗后，患儿现走路正常。治疗后（2000 年 11 月 24 日）X 线片显示：骨骺核修复生长饱满，骺线清晰，髋关节结构近于正常（图 9-7a、图 9-7b、图 9-7c 和图 9-7d）。

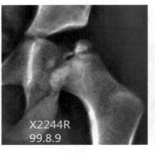 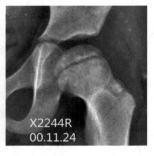

图 9-7a　治疗前　　　　　图 9-7b　治疗后
　　X 线片显示　　　　　　　X 线片显示

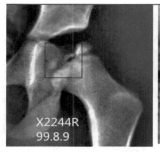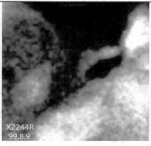

图 9-7c　治疗前 X 线片显示

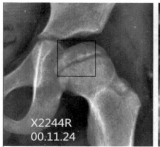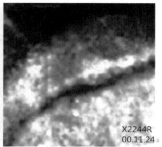

图 9-7d　治疗后 X 线片显示

病例 104

　　章某，女，7 岁，因不明原因右侧股骨头坏死，有右髋疼痛和间歇性跛行症状。治疗前（2000 年 5 月 30 日）X 线片显示：股骨头全头坏死、塌陷碎裂，部分吸收且形态不规则。经黄氏疗法治疗后，无疼痛症状，正常跑跳。治疗后（2004 年 3 月 17 日）X 线片显示：骨结构重建、骨小梁结构修复，股骨头形态及头臼结构关系接近正常（图 9-8a 和图 9-8b）。

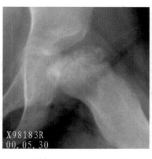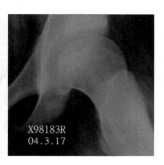

图 9-8a　治疗前　　　　图 9-8b　治疗后
　　X 线片显示　　　　　　X 线片显示

病例 105

　　朱某，女，10 岁，杂技演员。因累积性损伤致左侧股骨头坏死，长期高强度训练后出现左髋疼痛和跛行症状。治疗前（2002 年 2 月 18 日）X 线片显示：股骨头塌陷、变形，内部有巨大囊变，头部呈鸟嘴样改变，骨结构受损。经黄氏疗法治疗后，左髋疼痛症状消失，跛行纠正。治疗后（2002 年 8 月 16 日）X 线片显示：股骨头形态饱满，囊变区有新生骨生长修复，头臼结构重建重塑且较理想，骨小梁分布均匀致密，髋关节功能恢复（图 9-9a 和图 9-9b）。

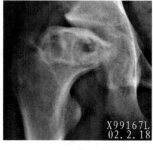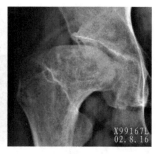

图 9-9a　治疗前　　　　图 9-9b　治疗后
　　X 线片显示　　　　　　X 线片显示

病例 106

李某，男，7 岁，不明原因致左侧股骨头坏死，左髋疼痛两年，跛行 1 个月。治疗前（2002年 3 月 13 日）X 线片显示：骨骺核大部分吸收，仅剩下残留死骨块，骨骺线不清晰，累积骨骺板破坏，形成硬化形坏死，有不规则断裂带。经黄氏疗法治疗后，恢复正常跑跳。治疗后（2004 年 3 月 17 日）X 线片显示：股骨头重建重塑，骨骺核及骨骺板得到修复，骨骺线清晰，股骨头结构恢复正常（图 9-10a 和图9-10b）。

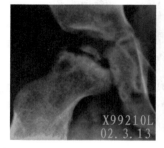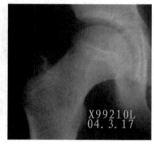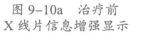

图 9-10a 治疗前　　　　图 9-10b 治疗后
X 线片信息增强显示　　X 线片信息增强显示

病例 107

王某，男，6 岁，因先天发育不良导致左侧股骨头坏死。2001 年出现左髋酸痛、跛行，功能受限。治疗前（2002 年 9 月 18 日）X 线片显示：股骨头全头坏死，骨骺核塌陷、碎裂、骺核吸收，形态不规则，髋臼缘毛糙，骨结构紊乱。经黄氏疗法治疗后，髋部疼痛症状消失，能正常行走。治疗后（2005 年 7 月 13 日）X 线片显示：骨结构重建重塑，骺核有新生骨小梁通过，骨质得以修复，股骨头恢复圆润、饱满，形态及头臼结构关系接近正常（图 9-11a、图 9-11b 和图 9-11c）。

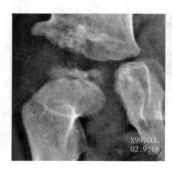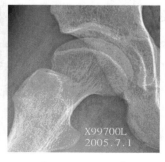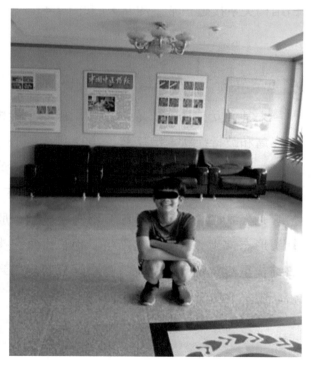

图 9-11a 治疗前　　　图 9-11b 治疗后　　　图 9-11c 治疗后患者照片
X 线片显示　　　　　　X 线片显示

病例 108

夏某，女，7 岁，右侧股骨头不明原因坏死。右侧髋部疼痛 1 年，跛行，加重半个月。治疗前（2002 年 3 月 16 日）X 线片显示：骨骺核塌陷变形、断裂，骺核部分吸收，骺线不清晰，骺板坏死，骨量高低不均。经黄氏疗法治疗后（2005 年 7 月 1 日）X 线片显示：骺核有新生骨小梁通过，骨结构重建重塑，股骨头圆润、饱满，形态及头臼结构关系接近正常（图 9-12a 和图 9-12b）。

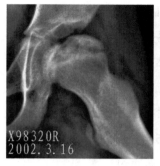 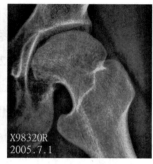

图 9-12a　治疗前　　　图 9-12b　治疗后
　 X 线片显示　　　　　 X 线片显示

病例 109

李某，男，11 岁，因先天发育不良导致右侧股骨头坏死。右侧髋间断性疼痛 3 年，跛行两个月。治疗前（2002 年 9 月 10 日）X 线片显示：髋臼包容度欠佳，骨骺核塌陷变形、碎裂、吸收，骺线不清晰，骺板坏死。经黄氏疗法治疗后，患者疼痛症状消失，正常行走，参加体育活动无影响。2005 年 5 月 23 日 X 线片显示：髋臼包容度改善，股骨头圆润、饱满，骺核有新生骨小梁通过，骨结构重建修复，形态及头臼结构关系接近正常（图 9-13a 和图 9-13b）。

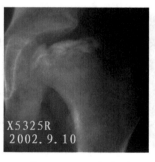 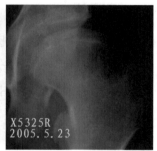

图 9-13a　治疗前　　　图 9-13b　治疗后
X 线片信息增强显示　　X 线片信息增强显示

病例 110

刘某，女，8 岁，因先天发育不良导致左侧股骨头坏死。左侧髋间断性疼痛两年、跛行。治疗前（2002 年 8 月 14 日）X 线片显示：骨骺核坏死、塌陷、碎裂、骺核有部分吸收，形态不规则，骨密度高低不均。经黄氏疗法治疗后，患者疼痛消失，正常行走。2004 年 11 月 19 日 X 线片显示：骨结构重建重塑，骺核有新生骨小梁生长，股骨头圆润、饱满，形态及头臼结构关系接近正常（图 9-14a 和图 9-14b）。

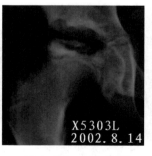 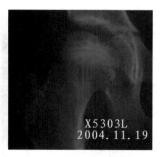

图 9-14a　治疗前　　　图 9-14b　治疗后
X 线片信息增强显示　　X 线片信息增强显示

📋病例 111

邹某，女，6 岁，因先天发育不良导致右侧股骨头坏死。髋部疼痛 1 年，跛行 3 个月，易疲劳，治疗前（2002 年 10 月 18 日）X 线片显示：股骨头全头坏死，骺核塌陷变形、碎裂、吸收，骺线不清晰，骺板下有较大囊性变。经黄氏疗法治疗后，2006 年 6 月 19 日 X 线片显示：骨骺核有新生骨小梁通过，头圆润、饱满，骨骺板下囊性变已被新骨充填，骨结构重建重塑，股骨头形态及头臼结构关系接近正常（图 9-15a 和图 9-15b）。

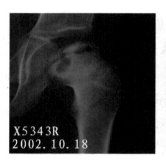 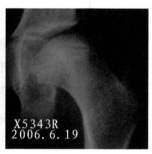

图 9-15a 治疗前　　图 9-15b 治疗后
　X 线片显示　　　　　X 线片显示

📋病例 112

何某，男，10 岁，因不明原因导致右侧股骨头坏死。右侧髋部疼痛 1 年，跛行，治疗前（2003 年 10 月 16 日）X 线片显示：骨骺核碎裂、全头坏死，形态不规则，骨骺吸收。经黄氏疗法治疗后，2005 年 7 月 9 日 X 线片显示：股骨头形态饱满、圆润，骨质修复，骨结构重建重塑，形态及头臼结构关系正常，可正常行走（图 9-16a、图 9-16b 和图 9-16c）。

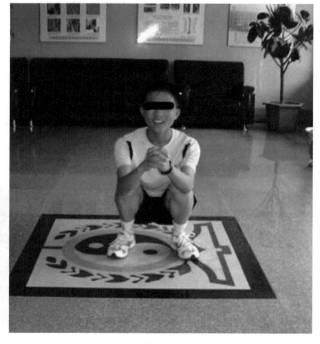

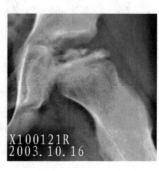 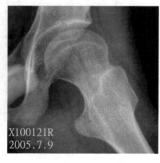

图 9-16a 治疗前　　　图 9-16b 治疗后　　　　图 9-16c 治疗后的患者照片
　X 线片显示　　　　　X 线片显示

病例 113

王某，男，6 岁，因外伤导致左侧股骨头坏死。治疗前（2004 年 3 月 13 日）X 线片显示：股骨头全头坏死，骺核塌陷、变形、碎裂，经黄氏疗法治疗后恢复正常行走，不影响今后生活及择业。2006 年 2 月 1 日 X 线片显示：骨结构重建重塑，骺核有新生骨小梁生长骨质修复，股骨头圆润、饱满，形态及头臼结构关系正常（图 9-17a、图 9-17b 和图 9-17c）。

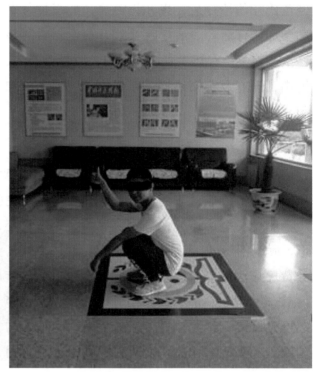

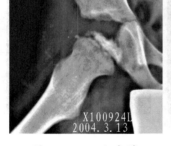

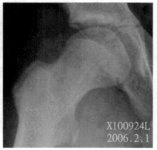

图 9-17a 治疗前　　　图 9-17b 治疗后　　　图 9-17c 治疗后患者照片
X 线片显示　　　　　X 线片显示

病例 114

赵某，男，6 岁，不明原因导致左侧股骨头坏死，治疗前（2004 年 7 月 24 日）X 线片显示：股骨头全头坏死，骺核不规则、碎裂、吸收，经黄氏疗法治疗后正常行走。2007 年 8 月 11 日 X 线片显示：骨结构重建重塑，骺核形态饱满，有新生骨小梁通过修复，股骨头形态及头臼结构关系正常（图 9-18a 和图 9-18b）。

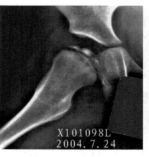

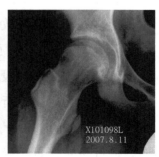

图 9-18a 治疗前　　　图 9-18b 治疗后
X 线片显示　　　　　X 线片显示

病例 115

张某，男，5 岁，因不明原因出现右侧股骨头坏死，患儿跛行。治疗前 X 线片显示：股骨头全头坏死，骨骺核塌陷变形、碎裂吸收，并累积到骨骺板破坏，骨小梁模糊紊乱断裂。经黄氏疗法治疗后，患儿无疼痛，能正常行走和参加体育活动。治疗后 X 线片显示：骨骺核已重建修复，有新生骨小梁通过，股骨头圆润、饱满，形态及头臼结构关系正常（图 9-19a 和图 9-19b）。

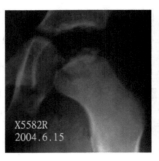 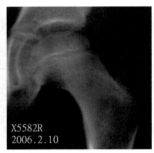

图 9-19a 治疗前 X 线片显示　　图 9-19b 治疗后 X 线片显示

病例 116

SOUDI，女，12 岁，来自沙特阿拉伯，因不明原因出现右侧股骨头坏死。2003 年 7 月疼痛加重，伴有膝关节疼痛，于同年 7 月 9 日在当地医院确诊为股骨头坏死，患儿跛行。治疗前 X 线片显示：股骨头全头坏死，骨骺核塌陷、碎裂、变形，骺线不清晰，骺板骨小梁模糊紊乱、断裂。经黄氏疗法治疗后，患儿跛行得到纠正。治疗后 X 线片显示：股骨头重塑骨结构，骨骺核碎裂得到修复，骨骺板处有新骨生长，骨结构均匀致密，头臼结构关系适应新的力学环境（图 9-20a 和图 9-20b）。

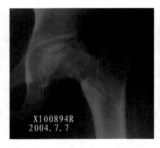 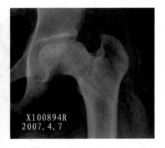

图 9-20a 治疗前 X 线片显示　　图 9-20b 治疗后 X 线片显示

病例 117

袁某，男，13 岁，因高空坠落致右股骨颈、股骨干多处骨折并导致右侧股骨头坏死。治疗前 X 线片显示：股骨颈、股骨干陈旧性骨折，股骨头碎裂、变形，股骨上段骨密度低下。经黄氏疗法治疗后，骨折已愈合，内固定物已取出，能正常行走。治疗后 X 线片显示：股骨头形态接近正常，骨小梁清晰，骨密度较前均匀（图 9-21a 和图 9-21b）。

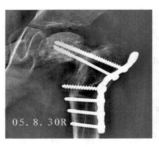 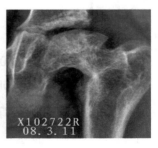

图 9-21a 治疗前 X 线片显示　　图 9-21b 治疗后 X 线片显示

病例 118

张某，男，5岁，因不明原因导致左侧股骨头坏死。2003年出现左髋疼痛、跛行，易疲劳，并于2005年12月14日进行治疗前X线片检查：显示股骨头全头坏死，无骺核，骺板破坏。经过黄氏疗法治疗后，患者恢复正常行走。2008年8月8日随访检查显示：X线片显示骨结构重建重塑，股骨头再生，有新生骨小梁生长，头圆润、饱满、骨质修复，形态及头臼结构关系接近正常（图9-22a和图9-22b）。

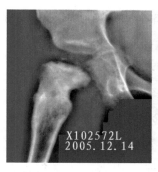 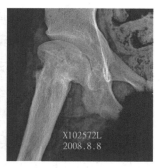

图9-22a　治疗前　　　　图9-22b　治疗后
　　X线片显示　　　　　　　X线片显示

病例 119

陈某，男，5岁，因不明原因导致左侧股骨头坏死。2006年6月14日出现左髋疼痛、跛行，并进行治疗前X线检查：显示全头坏死，骺核碎裂，部分吸收、碎裂，形态不规则。经过黄氏疗法治疗后，2008年7月28日随访检查显示：X线片显示骨结构重建重塑，骨质修复，股骨头形态及头臼结构关系接近正常，患者可正常行走及生活（图9-23a、图9-23b和图9-23c）。

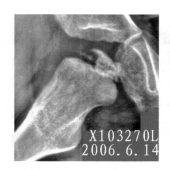 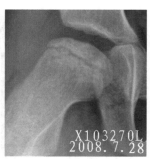 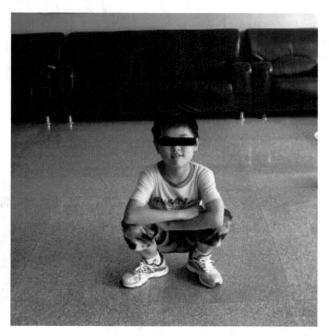

图9-23a　治疗前　　　　图9-23b　治疗后　　　　图9-23c　治疗后体表像
　　X线片显示　　　　　　　X线片显示

病例 120

　　龚某，男，8岁，因不明原因导致左侧股骨头坏死。2006年4月17日出现左髋疼痛、跛行。

治疗前X线片检查显示：股骨头全头坏死，骨骺核碎裂、吸收，形态不规则，骺线不清晰，骺板下骨结构紊乱。经过黄氏疗法治疗后，2008年7月30日随访检查显示：X线片显示骨结构重建重塑，股骨头形态饱满、圆润，骨质修复，头臼结构关系正常。患者可正常行走及生活（图9-24a、图9-24b、图9-24c和图9-24d）。

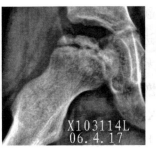 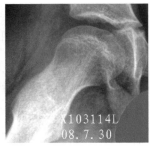

图9-24a　治疗前　　　　　图9-24b　治疗后
　　　X线片显示　　　　　　　X线片显示

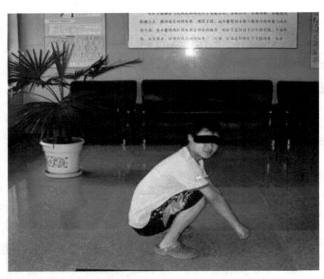 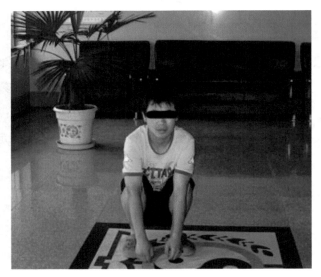

图9-24c　治疗后体表像（侧面）　　　　　图9-24d　治疗后体表像（正面）

病例 121

　　张某，男，7岁，因不明原因导致右侧股骨头坏死。3个月前出现跛行症状。治疗前X线片显示：股骨头全头坏死，骺核塌陷变形、碎裂、吸收，骺板骨结构坏死。经过黄氏疗法治疗后，患者髋部无疼痛，正常行走，并正常参加体育活动。2009年2月13日随访检查显示：X线片显示骨结构重建重塑，股骨头有新生骨小梁生长，骨质修复，骨骺圆润、饱满，股骨头形态及头臼结构关系正常（图9-25a和图9-25b）。

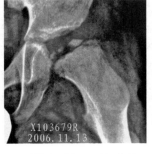 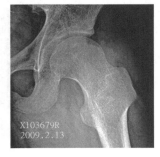

图9-25a　治疗前　　　　　图9-25b　治疗后
　　　X线片显示　　　　　　　X线片显示

病例 122

　　李某，男，6 岁，因不明原因导致左侧股骨头坏死。患者 1 年前出现髋部疼痛和跛行症状。治疗前 X 线片显示：显示股骨头全头坏死，骺核塌陷变形、碎裂、吸收，骺线不清晰，骺板有囊性改变，骨密度不均。经过黄氏疗法治疗后，髋部疼痛消失，正常行走及参加体育活动。2009 年 10 月 16 日随访检查显示：X 线片检查显示骨结构重建重塑，骺核有新生骨小梁生长修复，股骨头圆润、饱满，臼结构关系接近正常（图 9-26a、图 9-26b、图 9-26c 和图 9-26d）。

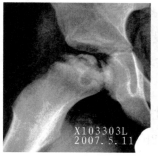
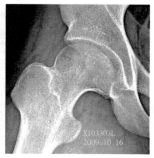

图 9-26a　治疗前
X 线片显示

图 9-26b　治疗后
X 线片显示

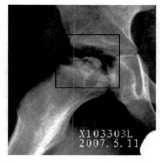
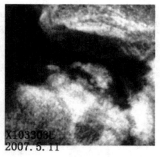
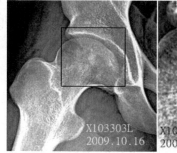
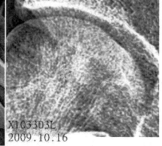

图 9-26c　治疗前 X 线片显示

图 9-26d　治疗后 X 线片显示

病例 123

　　徐某，女，2 岁，因不明原因导致左侧股骨头坏死。患者出现跛行症状，并进行治疗前 X 线片检查：显示股骨头全头坏死，骺核部分吸收，形态不规则，骺线不清晰，骺板骨结构紊乱。经过黄氏疗法治疗后，患儿恢复正常行走。2009 年 7 月 18 日随访检查显示：X 线片显示骨结构重建重塑，骺核有新生骨小梁通过，骨质修复，股骨头圆润、饱满，头臼结构关系接近正常（图 9-27a、图 9-27b 和图 9-27c）。

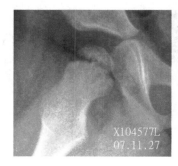
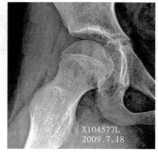
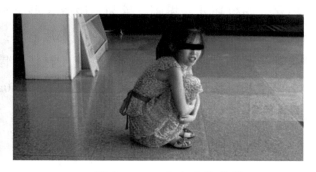

图 9-27a　治疗前
X 线片显示

图 9-27b　治疗后
X 线片显示

图 9-27c　治疗后体表像

病例 124

张某，男，6 岁，因不明原因患有右侧股骨头坏死，导致右侧髋关节疼痛和跛行。经过黄氏疗法治疗后，髋部疼痛消失，能正常行走。治疗前 X 线片显示：股骨头全头坏死，骺核塌陷、碎裂、吸收，形态不规则；治疗后 X 线片显示：股骨头圆润饱满，骨结构得到重建重塑，骺核有新生骨小梁通过，头臼结构关系接近正常（图 9-28a 和图 9-28b）。

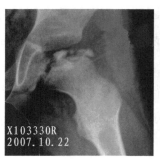 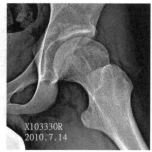

图 9-28a　治疗前　　　　图 9-28b　治疗后
　　　X 线片显示　　　　　　X 线片显示

病例 125

宋某，男，5 岁，因先天发育不良，患有右侧股骨头坏死，导致右侧髋关节疼痛和跛行。经过黄氏疗法治疗后，股骨头形态饱满，骨结构得到重建重塑，承载骨小梁及张力骨小梁已修复，头臼结构关系正常，能正常行走和生活。治疗前 X 线片显示：股骨头全头坏死，骺核坏碎裂、吸收，形态不规则，骺线不清晰，骺板破坏；治疗后 X 线片显示：股骨头轮廓线光滑，头形饱满，骨结构重建重塑，承载骨小梁及张力骨小梁已修复，头臼结构关系正常（图 9-29a 和图 9-29b）。

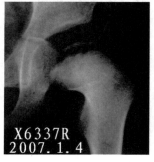 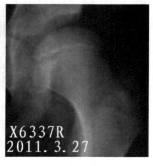

图 9-29a　治疗前　　　　图 9-29b　治疗后
　　　X 线片显示　　　　　　X 线片显示

病例 126

康某，男，9 岁，因不明原因患有左侧股骨头坏死，导致跛行。经过黄氏疗法治疗后，能正常行走。治疗前 X 线片显示：股骨头全头坏死，骺核坏死、塌陷、碎裂、吸收，形态不规则，股骨头全头坏死；治疗后 X 线片显示：股骨头圆润、饱满，骺核再生修复，有新生骨小梁生长，头臼结构关系接近正常（图 9-30a 和图 9-30b）。

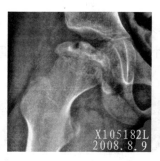 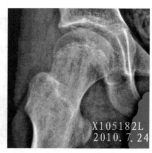

图 9-30a　治疗前　　　　图 9-30b　治疗后
　　　X 线片显示　　　　　　X 线片显示

病例 127

　　张某，男，4 岁，因高热使用激素导致右侧股骨头坏死，出现跛行。经过黄氏疗法治疗后，股骨头得到重建重塑，骺核再生，能正常行走和生活。治疗前 X 线片显示：股骨头全头坏死，骺核塌陷、变形、碎裂、吸收，骺线不清晰，骺板有囊变，骨密度高低不均；治疗后 X 线片显示：骺核再生，骨结构重建重塑，有新生骨小梁通过，骺核圆润、饱满，股骨头形态及头臼结构关系接近正常（图 9-31a 和图 9-31b）。

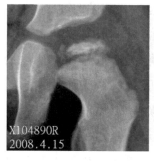 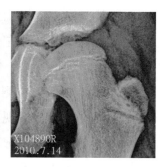

图 9-31a　治疗前　　　　图 9-31b　治疗后
　X 线片显示　　　　　　　X 线片显示

病例 128

　　侯某，男，9 岁，因不明原因患有左侧股骨头坏死，导致跛行。经过黄氏疗法治疗后，股骨头的形态及头臼结构关系恢复正常，能正常行走。治疗前 X 线片显示：股骨头全头坏死，骺核碎裂，头吸收，骺线不清晰，骺板结构破坏；治疗后 X 线片显示：骨骺核形态饱满、圆润，骨结构重建重塑，骨质修复，股骨头形态及头臼结构关系正常（图 9-32a、图 9-32b 和图 9-32c）。

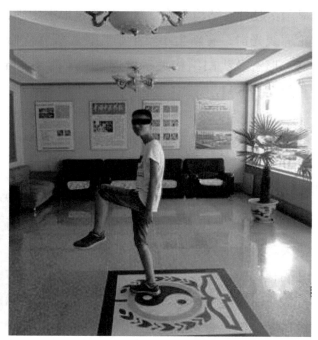

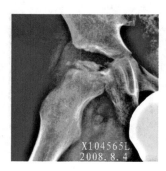 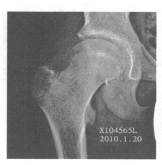

图 9-32a　治疗前　　　　图 9-32b　治疗后　　　　图 9-32c　治疗后体表像
　X 线片显示　　　　　　　X 线片显示

病例 129

聂某，男，7 岁，因先天发育不良患有左侧股骨头坏死，导致左侧髋关节疼痛和跛行。经过黄氏疗法治疗后，能正常行走和生活。治疗前 X 线片显示：左侧股骨头全头坏死，骺核碎裂、吸收，形态不规则，骺线不清晰，骺板破坏；治疗后 X 线片显示：骨骺核再生，骺核形态饱满，骨结构重建重塑，承载骨小梁及张力骨小梁已修复，股骨头形态及头臼结构关系接近正常（图 9-33a 和图 9-33b）。

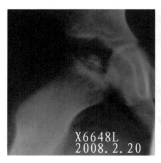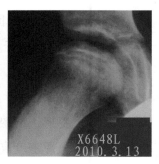

图 9-33a　治疗前　　　　　图 9-33b　治疗后
　X 线片显示　　　　　　　　X 线片显示

病例 130

胡某，男，7 岁，因先天发育不良患有左侧股骨头坏死，导致跛行。经过黄氏疗法治疗后，左侧股骨头结构重建重塑，能正常行走。治疗前 X 线片显示：髋臼包容度欠佳，股骨头全头坏死，

骺核塌陷、碎裂、吸收，形态不规则，骺线不清晰，骺板坏死，骨小梁模糊；治疗后 X 线片显示：股骨头结构重建重塑，骨骺核形态饱满，轮廓线光滑，有新生小梁生长，骨骺板骨质修复，形态及头臼结构关系接近正常（图 9-34a 和图 9-34b）。

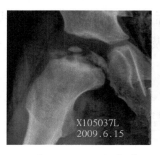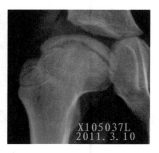

图 9-34a　治疗前　　　　　图 9-34b　治疗后
　X 线片显示　　　　　　　　X 线片显示

病例 131

陈某，男，8 岁，患者因不明原因出现左侧股骨头坏死，表现为左髋间断性跛行。2009年 11 月 4 日，患者经黄氏疗法治疗后，疼痛消失。治疗前 X 线片显示：股骨头全头坏死，骨骺核碎裂、吸收、形态不规则；而 2011 年 7 月 21 日的 X 线片显示：骨骺核形态饱满，轮廓线清晰光滑，骨结构重建、坏死区修复，股骨头形态及头臼结构关系接近正常（图 9-35a 和图 9-35b）。

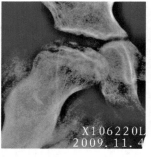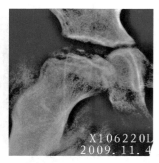

图 9-35a　治疗前　　　　　图 9-35b　治疗后
　X 线片显示　　　　　　　　X 线片显示

病例 132

刘某，男，8 岁，因不明原因出现左侧股骨头坏死。其表现为左髋跛行。2009 年 12 月 21 日，经黄氏疗法治疗后，患者疼痛消失。治疗前 X 线片显示：股骨头全头坏死，骨骺核碎裂、吸收、骺板破坏、形态不规则；而 2011 年 5 月 9 日的 X 线片显示：有新生骨小梁通过、骨结构重建、修复，股骨头形态及头臼结构关系接近正常（图 9-36a 和图 9-36b）。

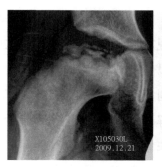 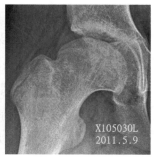

图 9-36a　治疗前　　　图 9-36b　治疗后
　X 线片显示　　　　　　X 线片显示

病例 133

吴某，男，13 岁，由于先天发育不良而出现左侧股骨头坏死。2008 年 12 月患者左髋疼痛，行髋臼植骨造盖术，两枚螺纹钉固定，术后 45 天来院，治疗前 X 线片显示股骨头全头坏死，头变形，颈短缩，囊性改变，骨小梁稀疏紊乱、断裂，髋臼处有两枚螺纹钉，髋臼缘形态不规则。经黄氏疗法治疗后，2012 年 1 月 17 日的 X 线片显示股骨头及髋臼重建，囊变区有新骨生长，骨结构均匀致密，头臼结构关系适应新的力环境（图 9-37a 和图 9-37b）。

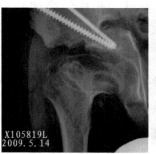 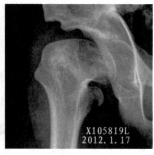

图 9-37a　治疗前　　　图 9-37b　治疗后
　X 线片显示　　　　　　X 线片显示

病例 134

熊某，男，9 岁，由外伤导致右侧股骨头坏死。2009 年 9 月在教室三楼坠落致右侧股骨颈骨折，行内固定手术治疗，2010 年 5 月出现右髋疼痛、间断跛行。2010 年 7 月 17 日，经黄氏疗法治疗后，患者疼痛消失。治疗前 X 线片显示：股骨头全头坏死，骺核塌陷、碎裂、吸收，骺线模糊，骺板有囊性改变；经黄氏疗法治疗后，2013 年 5 月 16 日 X 线片显示：股骨头结构重建、囊变修复，骨骺核形态饱满，轮廓线光滑，股骨头形态及头臼结构关系接近正常（图 9-38a 和图 9-38b）。

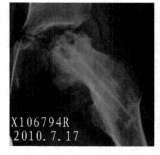 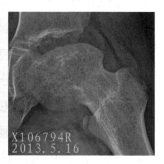

图 9-38a　治疗前　　　图 9-38b　治疗后
　X 线片显示　　　　　　X 线片显示

病例 135

尤某，男，11 岁。因外伤导致左侧股骨头坏死。就诊时患者出现左髋部疼痛。治疗前 X 线片显示：股骨头全头坏死，骺核塌陷、碎裂，部分吸收及形态不规则等。经过黄氏疗法治疗后，患者症状得到缓解，且正常行走。治疗后的 X 线片显示：股骨头结构重建重塑，骨骺核轮廓线光滑、饱满，骺板有新生骨小梁通过，骨质修复，股骨头形态及头臼结构关系接近正常（图 9-39a 和图 9-39b）。

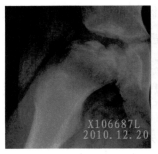 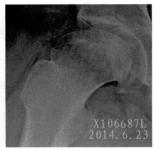

图 9-39a 治疗前 　　　　图 9-39b 治疗后
　X 线片显示　　　　　　　X 线片显示

病例 136

安某，男，7 岁。因不明原因导致左侧股骨头坏死，出现跛行等症状。治疗前 X 线片显示：股骨头全头坏死，骺核塌陷、碎裂，部分吸收及形态不规则等。经过黄氏疗法治疗后，患者症状得到缓解，并且能够正常行走。治疗后 X 线片显示：股骨头骨结构重建重塑，骨骺核表面光滑、形态饱满，坏死骨质得到修复，有新生骨小梁生成，股骨头形态及头臼结构关系接近正常（图 9-40a 和图 9-40b）。

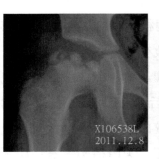 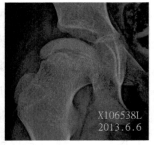

图 9-40a 治疗前 　　　　图 9-40b 治疗后
　X 线片显示　　　　　　　X 线片显示

病例 137

MAJED，男，12 岁，沙特阿拉伯人。患者由于不明原因出现左侧股骨头坏死，出现左髋部疼痛和间断性跛行等症状。在当地确诊后，医生建议手术清除病灶治疗，但是家长拒绝了手术治疗。治疗前 X 线片显示：股骨头全头坏死，形态不规则，骺核碎裂、部分吸收，骺线不清晰。经过黄氏疗法治疗后，患者症状得到缓解，正常跑跳。治疗后 X 线片显示：坏死股骨头结构重建重塑，骺核饱满，轮廓线光滑，坏死骨小梁得到修复，头臼结构关系接近正常（图 9-41a、图 9-41b、图 9-41c 和图 9-41d）。

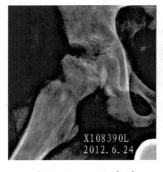 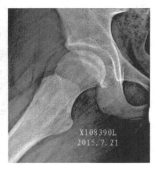

图 9-41a 治疗前 　　　　图 9-41b 治疗后
X 线片信息增强显示　　　X 线片信息增强显示

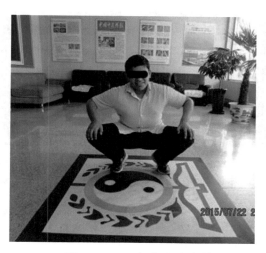

图 9-41c　治疗后体表像

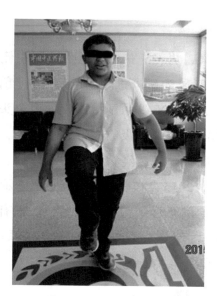

图 9-41d　治疗后体表像

病例 138

肖某，女，11 岁。由于不明原因，患者出现左侧股骨头坏死，导致左髋疼痛和跛行等症状。治疗前 X 线片显示：股骨头全头坏死、骺核塌陷、碎裂，游离小骨块有部分吸收，形态不规则。经过黄氏疗法治疗后，患者症状得以缓解，能够正常行走。治疗后 X 线片显示：股骨头结构重建重塑，骺核有新生骨小梁生长，骨质修复，股骨头圆润、饱满，股骨头形态及头臼结构关系接近正常（图 9-42a 和图 9-42b）。

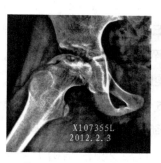

图 9-421a　治疗前
X 线片信息增强显示

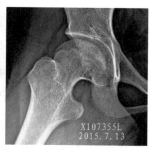

图 9-42b　治疗后
X 线片信息增强显示

病例 139

陈某，男，6 岁，患者因不明原因左侧股骨头坏死，表现为左髋疼痛、跛行和易疲劳。（2012年 3 月 16 日）治疗前 X 线片显示：股骨头全头坏死，外缘部分死骨吸收，骺核塌陷、变形、碎裂，骺线不清晰，骨骺板破坏。经黄氏疗法治疗后，2015 年 8 月 18 日 X 线片显示：股骨头结构重建重塑，骺核有新生骨小梁生长，骨质修复，骨骺核圆润饱满，股骨头形态及头臼结构关系接近正常（图 9-43a 和图 9-43b）。

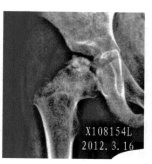

图 9-43a　治疗前
X 线片显示

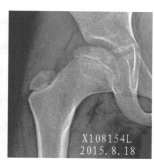

图 9-43b　治疗后
X 线片显示

病例 140

李某，男，5 岁，因不明原因左侧股骨头坏死，表现为跛行加重 1 年。治疗前（2012年 3 月 5 日）X 线片显示：股骨头全头坏死，骺核塌陷、碎裂、吸收，形态不规则，骺线不清晰，骺板破坏。经黄氏疗法治疗后，患者疼痛消失。2015 年 7 月 2 日 X 线片显示：骨骺核圆润饱满，骨结构重建重塑，骺核有新生骨小梁通过，股骨头形态及头臼结构关系正常（图9-44a 和图 9-44b）。

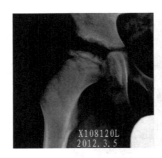 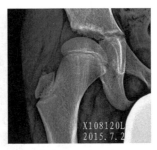

图 9-44a 治疗前　　　图 9-44b 治疗后
X 线片信息增强显示　　X 线片信息增强显示

病例 141

徐某，男，8 岁，患者因不明原因左侧股骨头坏死，表现为左侧髋疼痛、跛行和易疲劳。治疗前（2012 年 5 月 31 日）X 线片显示：股骨头全头坏死，骺核塌陷、碎裂、吸收，形态不规则，骨骺线不清晰，骨小梁断裂紊乱。经黄氏疗法治疗后疼痛消失。2015 年 11 月 30 日 X 线片显示：骨骺核圆润饱满，骺核有新生骨小梁生长，骺板骨质修复，股骨头形态及头臼结构关系接近正常（图 9-45a 和图 9-45b）。

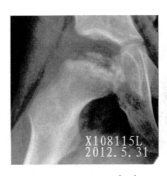 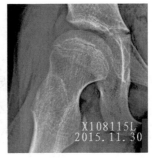

图 9-45a 治疗前　　　图 9-45b 治疗后
X 线片显示　　　　　X 线片显示

病例 142

何某，男，10 岁，患者因不明原因致右侧股骨头坏死，表现为右髋部疼痛、跛行 1 年，易疲劳。治疗前（2012 年 11 月 3 日）X 线片显示：股骨头全头坏死，骺核塌陷、碎裂、吸收，形态不规则，骺线不清晰，骺板呈硬化型坏死。经黄氏疗法治疗后，患者疼痛消失，正常参加体育活动。2016 年 1 月 9 日 X 线片显示：骨结构重建重塑，骺核再生、圆润、饱满，有新生骨小梁生长，骨结构修复，股骨头形态及头臼结构关系接近正常（图 9-46a 和图 9-46b）。

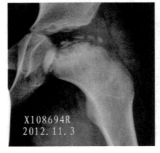 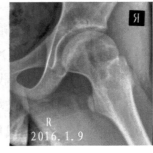

图 9-46a 治疗前　　　图 9-46b 治疗后
X 线片显示　　　　　X 线片显示

病例 143

李某，男，6岁，患者因不明原因左侧股骨头坏死，表现为左髋疼痛、跛行，伴膝关节疼痛。治疗前（2012年5月7日）X线片显示：股骨头全头坏死，骺核塌陷、碎裂、吸收、形态不规则。经黄氏疗法治疗后，患者临床治愈，疼痛消失，正常行走。2015年8月20日X线片显示：骨结构重建重塑，骺核再生，表面光滑，形态饱满，有新生骨小梁通过，股骨头形态及头臼结构关系接近正常（图9-47a和图9-47b）。

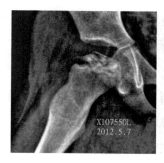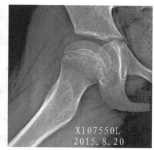

图 9-47a 治疗前　　　　图 9-47b 治疗后
　　X线片显示　　　　　　X线片显示

病例 144

PAVLOVA，女，10岁，来自哈萨克斯坦，因不明原因左侧股骨头坏死，表现为左髋疼痛和跛行。治疗前（2013年9月7日）X线片显示：股骨头全头坏死，骺核塌陷、碎裂、吸收、形态不规则。经黄氏疗法治疗后，患者疼痛消失，正常行走。2015年5月8日X线片显示：股骨头圆润饱满，骺核有新生骨小梁通过，骨结构重建重塑，股骨头形态及头臼结构关系接近正常（图9-48a和图9-48b）。

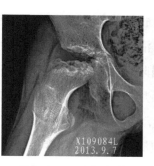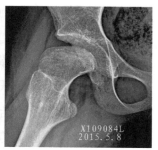

图 9-48a 治疗前　　　　图 9-48b 治疗后
　　X线片显示　　　　　　X线片显示

病例 145

冯某，男，8岁，因不明原因致右侧股骨头坏死。治疗前X线片显示：股骨头全头坏死，骺核塌陷碎裂，头吸收形态不规则。经黄氏疗法治疗，患者髋部疼痛消失，正常行走。2016年11月7日检查发现骨骺核圆润饱满，骺核有新生骨小梁生长，骨结构重建重塑，股骨头形态及头臼结构关系接近正常（图9-49a和图9-49b）。

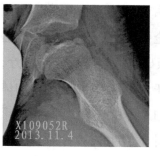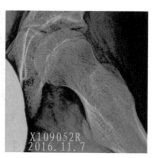

图 9-49a 治疗前　　　　图 9-49b 治疗后
　　X线片显示　　　　　　X线片显示

病例 146

周某，男，6岁，因不明原因致右侧股骨头坏死。治疗前X线片显示：骨骺核塌陷变形吸收，骺线模糊，骺板坏死，骨小梁稀疏。经黄氏疗法治疗，患者髋部疼痛消失，正常行走。2018年7月2日检查现骨骺核圆润饱满，骺线清晰，骺板骨小梁分布均匀致密，骨结构重建重塑，股骨头形态及头臼结构关系接近正常（图9-50a和图9-50b）。

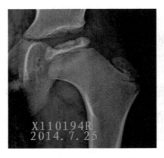 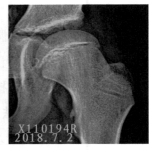

图9-50a 治疗前　图9-50b 治疗后
　　X线片显示　　　　X线片显示

病例 147

GLEVSKIY，男，7岁，来自哈萨克斯坦。患者因不明原因致左侧股骨头坏死。2013年突然左髋疼痛不能行走。治疗前X线片显示：股骨头全头坏死，骺核塌陷变形碎裂，骺线不清晰，骺板破坏。经黄氏疗法治疗，患者可正常行走，正常参加体育活动。2016年12月16日检查发现股骨头圆润饱满，髋臼包容度改善，骺线清晰，骨结构已修复，头臼结构关系适应新的力环境（图9-51a和图9-51b）。

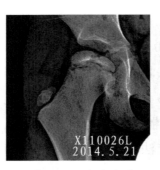 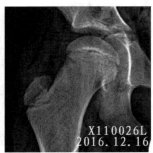

图9-51a 治疗前　图9-51b 治疗后
　　X线片显示　　　　X线片显示

病例 148

巴图，男，7岁，来自哈萨克斯坦。患者因先天发育不良导致右侧股骨头坏死。治疗前X线片显示：股骨头全头坏死，骺核塌陷碎裂吸收形态不规则，骺板破坏。经黄氏疗法治疗，患者髋部疼痛消失，正常行走，可正常参加体育活动。2016年7月12日检查发现骨结构重建重塑，骺核有新生骨小梁生长，骨质修复，骨骺核圆润饱满，股骨头形态及头臼结构关系接近正常（图9-52a和图9-52b）。

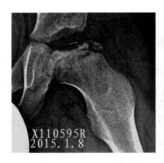 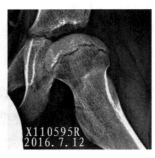

图9-52a 治疗前　图9-52b 治疗后
　　X线片显示　　　　X线片显示

病例 149

欧某，男，6岁，患者因先天发育不良致右侧股骨头坏死。治疗前X线片显示：股骨头全头坏死，骺核塌陷碎裂变形头吸收，骺线模糊不清。经黄氏疗法治疗，患者髋部疼痛消失，正常行走。2018年5月21日检查发现骨结构重建重塑，骨质修复，骨骺核圆润饱满，股骨头形态及头臼结构关系接近正常（图9-53a和图9-53b）。

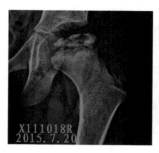 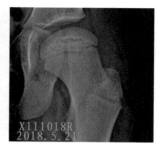

图9-53a 治疗前　　　　图9-53b 治疗后
　X线片显示　　　　　　X线片显示

病例 150

赵某，男，10岁，患者因不明原因致左侧股骨头坏死。治疗前X线片显示：股骨头全头坏死，骨骺核碎裂塌陷吸收，形态不规则，骺线模糊，骺板有死骨吸收。经黄氏疗法治疗，X线片显示：骨骺核重建重塑，骺核有新生骨小梁生长，股骨头形态及头臼结构关系接近正常（图9-54a和图9-54b）。

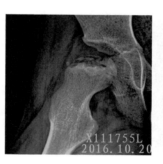 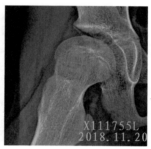

图9-54a 治疗前　　　　图9-54b 治疗后
　X线片显示　　　　　　X线片显示

病例 151

SIROtIN，男，8岁，来自乌兹别克斯坦。患者因不明原因致右侧股骨头坏死。治疗前X线片显示：股骨头全头坏死，骨骺核碎裂轮廓线毛糙不连续，骺核及骨骺板有死骨吸收，形态不规则，骺线模糊。经黄氏疗法治疗后，患者髋部疼痛消失，能正常行走。X线片显示：骨骺核重建重塑，骺核有新生骨小梁生长，头臼结构关系接近正常（图9-55a、图9-55b、图9-55c和图9-55d）。

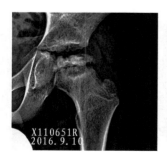 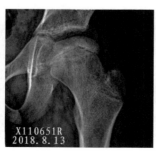 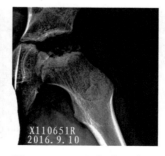 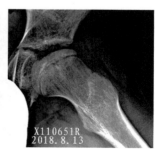

图9-55a 治疗前正位　图9-55b 治疗后正位　图9-55c 治疗前蛙式位　图9-55d 治疗后蛙式位
　X线片显示　　　　　　X线片显示　　　　　　X线片显示　　　　　　X线片显示

第十章

类风湿、强直性脊柱炎合并股骨头骨结构破坏典型病例图谱

　　类风湿关节炎在中医学中被称为"痹证""历节风""鹤膝风"等，其中以关节肿大畸形为"尪痹"。《素问·痹论》认为："风寒湿三气杂至，合而为痹。"风、寒、湿三气混合作用，会导致类风湿关节炎的产生。其中风气胜者为行痹，寒气胜者为痛痹，湿气胜者为着痹。而"所谓痹者，各以其时重感于风寒湿者也"，饮食和生活环境也是类风湿关节炎发生的重要原因。外部条件如风、寒、湿、热等邪气和内因如诸虚内存、正气不足，都可以导致类风湿关节炎的发病。

　　风、寒、湿、热诸邪是类风湿关节炎发生的外部条件，居处潮湿、涉水冒雨或邪直入肌肉关节也可致病。《黄帝内经》指出："血气皆少……感于寒湿，则善病骨痹。"《证治准绳》中叙述了现代类风湿关节炎小关节症状，如两手十指、膝痛等，并与明代以前医家的见解相辅相成，互相印证。对于现代类风湿关节炎小关节症状的描写，《证治准绳》中记载："两手十指，一指疼了一指疼，疼后又肿，骨头里痛。膝痛，左膝痛了右膝痛，发时多则五日，少则三日，昼轻夜重，痛时沉热，行则痛轻肿却重。"与明代以前医家对于"骨节蹉跌""脚肿如脱"等的描写一脉相承，互相补充。因此，认真掌握病因病机及临床表现特点，对于类风湿关节炎的治疗和预防具有重要意义。

　　类风湿关节炎为一种系统性自身免疫病，主要累及周围关节。其特征是对称性多关节炎，长期滑膜炎可导致软骨和周围组织侵蚀破坏，最终导致关节畸形、强直和功能障碍。此外，疾病还会使患者丧失劳动能力和缩短预期寿命。

　　强直性脊柱炎影响的范围包括脊柱、中轴骨骼和骶髂关节。该病首先侵犯骶髂关节，随后影响腰、胸、颈椎。在组织修复过程中，椎间盘纤维环和周边结缔组织骨化，最终形成关节强直和驼背固定，导致丧失劳动能力并致残。

　　中医学将强直性脊柱炎称为"骨痹""腰痹""竹节风""龟背风"等病证。《素问·痹论》曰："骨痹不已，复感于邪，内舍于肾……肾痹者，善胀，尻以代踵，脊以代头。"形象地描绘了强直性脊柱炎晚期和畸形状态。本病病因主要由素体阳气虚、肝肾阴精不足等内因和风寒湿热之邪等外因、痰疾形成等因素共同作用引起。这些因素导致经脉痹阻、气血不行、督脉虚弱，最终导致全身各骨变形、弯腰、垂项、身体消瘦等症状，严重时导致关节强直或窄缩并致残。

　　治疗强直性脊柱炎的黄氏疗法主要采用肾俞穴中药穴位释放法、髓骨丸、髋关节动态模造法、手法循经按摩等方法，该疗法可调节成骨细胞和破骨细胞在骨修复中的作用，改善髋关节间隙，防止僵直，改善髋关节功能，缓解肌肉痉挛，从而有效缓解患者症状。

病例 152

张某，女，55 岁。患者因激素治疗类风湿关节炎导致右侧股骨头骨结构破坏。患者病程持续 15 年，功能受限，下蹲等活动受限。1998 年 2 月 16 日治疗前 X 线片显示：股骨头轮廓线模糊，髋关节间隙消失。经黄氏疗法治疗后，1998 年 8 月 27 日 X 线片显示：股骨头轮廓线清晰，髋关节间隙再现，新生骨小梁生长。患者髋关节功能改善，可弃拐行走（图 10-1a 和图 10-1b）。

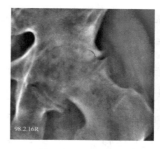 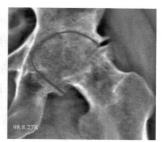

图 10-1a　治疗前 X 线片显示　　图 10-1b　治疗后 X 线片显示

病例 153

王某，男，43 岁。患者因强直性脊柱炎合并左侧股骨头骨结构破坏。患者左髋疼痛 10 年，特别在夜间严重影响睡眠，持双拐行走。2001 年 11 月 30 日治疗前 X 线片显示：髋关节间隙消失，关节僵直，股骨头内呈菜花样破坏。经黄氏疗法治疗后，患者功能接近正常，可弃拐行走。2003 年 7 月 8 日 X 线片显示：关节间隙出现，股骨头轮廓线清晰，骨结构重建修复（图 10-2a、图 10-2b 和图 10-2c）。

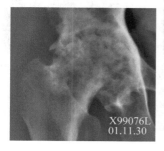 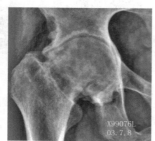 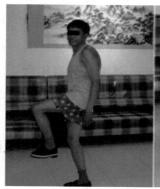

图 10-2a　治疗前 X 线片显示　　图 10-2b　治疗后 X 线片显示　　图 10-2c　治疗后体表像

病例 154

王某，女，19 岁。患者因类风湿关节炎并致左侧股骨头骨结构破坏。髋关节屈伸不利，持双拐行走。2007 年 4 月 17 日，治疗前 X 线片显示：髋关节间隙消失，关节僵直，股骨头全头坏死，呈菜花样改变。经黄氏疗法治疗后，患者功能正常，弃拐行走。2011 年 5 月 16 日 X 线片显示：关节间隙出现，股骨头轮廓线清晰，骨结构重建，股骨头内有新生骨小梁，骨密度均匀（图 10-3a 和图 10-3b）。

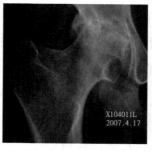 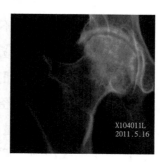

图 10-3a　治疗前 X 线片显示　　图 10-3b　治疗后 X 线片显示

病例 155

　　王某，女，51岁。患者因类风湿关节炎合并右侧股骨头骨结构破坏。患者右髋部疼痛7年，功能严重受限，针刺样疼痛，生活不能自理，持双拐行走。2008年10月13日治疗前X线片显示：右髋关节间隙消失、僵直，股骨头全头坏死、塌陷变形，有大小不等囊性改变。经黄氏疗法治疗后，患者功能接近正常，弃拐行走。2010年7月16日X线片显示：关节间隙出现，股骨头轮廓线清晰，骨结构重建，骨量增加，囊性变修复，骨密度均匀（图10-4a和图10-4b）。

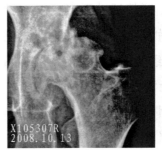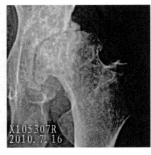

图10-4a　治疗前　　　　图10-4b　治疗后
　X线片显示　　　　　　　X线片显示

病例 156

　　陈某，女，50岁。患者因类风湿关节炎合并右侧股骨头结构破坏。患者右髋间断性疼痛5年，功能受限，轮椅代步。2010年3月5日治疗前X线片显示：股骨头轮廓线不清晰，骨结构破坏，关节间隙狭窄，外缘区呈自锁状态。经黄氏疗法治疗后，患者生活自理。2014年11月26日X线片显示：股骨头轮廓线清晰，骨结构修复，关节间隙改善，自锁状态改善（图10-5a和图10-5b）。

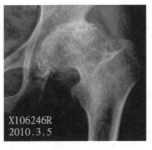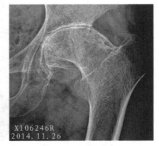

图10-5a　治疗前　　　　图10-5b　治疗后
　X线片显示　　　　　　　X线片显示

病例 157

　　郑某，男，47岁。患者因强直性脊柱炎合并右侧股骨头骨结构破坏。患者功能严重受限，伴膝关节疼痛，生活不能自理，持双拐行走。2009年11月23日治疗前X线片显示：髋关节间隙消失，髋关节僵直，股骨头全头骨坏死，骨密度硬化性坏死。经黄氏疗法治疗后，2013年5月16日X线片显示：髋关节间隙再现，股骨头轮廓线清晰、圆润光滑，骨量增加，骨密度均匀（图10-6a和图10-6b）。

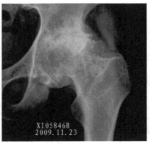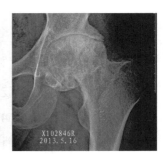

图10-6a　治疗前　　　　图10-6b　治疗后
　X线片显示　　　　　　　X线片显示

病例 158

Antonina，女，31 岁，诊断为强直性脊柱炎合并右侧股骨头骨结构破坏。患者自 2004 年开始出现腰骶、膝关节疼痛，接受抗强脊炎治疗 3 年。治疗前 X 线片显示：右侧髋关节间隙狭窄，髋关节功能严重受限，股骨头全头坏死，骨结构破坏，骨小梁断裂，稀疏紊乱。经黄氏疗法治疗后，患者髋功能得到显著改善，接近正常。治疗后 X 线片显示：关节间隙出现，股骨头轮廓线清晰，股骨头圆润，骨量增加，骨密度均匀（图 10-7a 和图 10-7b）。

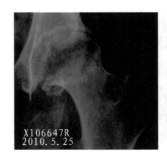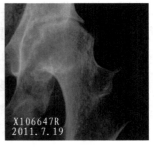

图 10-7a　治疗前　　　　图 10-7b　治疗后
X 线片信息增强显示　　　X 线片信息增强显示

病例 159

赵某，女，64 岁，诊断为类风湿合并右侧股骨头骨结构破坏。患者功能严重受限，需使用轮椅代步。治疗前 X 线片显示：右髋关节间隙狭窄，轮廓线毛糙，股骨头全头骨结构破坏，骨小梁稀疏紊乱断裂，密度减低。经黄氏疗法治疗后，患者功能得到显著改善，生活能够自理。治疗后 X 线片显示：关节间隙出现，股骨头轮廓线清晰、圆润光滑，骨量增加，骨密度均匀，且关节自锁状态得到改善（图 10-8a 和图 10-8b）。

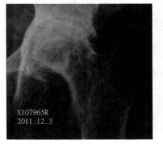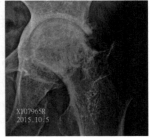

图 10-8a　治疗前　　　　图 10-8b　治疗后
X 线片显示　　　　　　　X 线片显示

病例 160

应某，男，57 岁，诊断为强直性脊柱炎合并右侧股骨头骨结构破坏。患者右髋部疼痛，功能受限，伴有腰膝关节疼痛，需使用轮椅代步。治疗前 X 线片显示：右侧髋关节间隙狭窄，轮廓线毛糙，股骨头全头骨结构破坏及有囊性改变。经黄氏疗法治疗后，患者右髋功能得到恢复，生活自理。治疗后 X 线片显示：髋关节间隙再现，轮廓线清晰，股骨头圆润光滑，骨量增加，骨密度均匀（图 10-9a 和图 10-9b）。

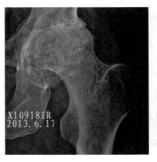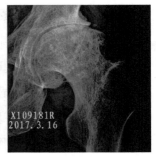

图 10-9a　治疗前　　　　图 10-9b　治疗后
X 线片显示　　　　　　　X 线片显示

病例 161

易某，女，61 岁，诊断为风湿关节炎合并左侧股骨头结构破坏。患者左髋部疼痛，功能受限，持双拐行走。治疗前 X 线片显示：股骨头轮廓线不清晰，头塌陷变形，骨结构破坏。经黄氏疗法治疗后，患者疼痛消失，弃用双拐行走。治疗后 X 线片显示：股骨头轮廓线清晰，骨结构得到修复，关节间隙得到改善（图 10-10a 和图 10-10b）。

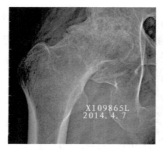 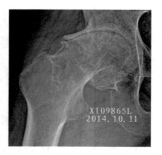

图 10-10a 治疗前 X 线片显示　　图 10-10b 治疗后 X 线片显示

病例 162

赵某，男，48 岁，诊断为风湿性关节炎合并右侧股骨头骨结构破坏。患者功能受限，下蹲困难，需持双拐行走。治疗前 X 线片显示：髋关节间隙狭窄，股骨头轮廓线不连续，骨结构破坏、密度减低。经黄氏疗法治疗后，患者功能得到显著改善，弃双拐行走，生活自理。治疗后 X 线片显示：关节间隙出现，股骨头轮廓线清晰，头圆润光滑，骨量增加，骨密度均匀（图 10-11a 和图 10-11b）。

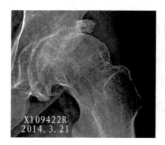 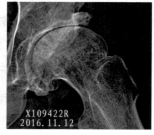

图 10-11a 治疗前 X 线片显示　　图 10-11b 治疗后 X 线片显示

病例 163

王某，女，59 岁，诊断为强直性脊柱炎合并左侧股骨头骨结构破坏。患者功能受限，下蹲困难，腰膝关节及小腿外侧疼痛，需持双拐行走。治疗前 X 线片显示：左侧髋关节间隙消失，关节僵直，股骨头骨结构破坏，骨小梁断裂、稀疏紊乱。经黄氏疗法治疗后，患者功能恢复正常，生活自理。治疗后 X 线片显示：关节间隙出现，股骨头轮廓线清晰、圆润光滑，骨量增加，骨密度均匀（图 10-12a 和图 10-12b）。

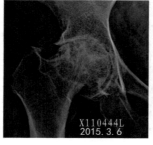 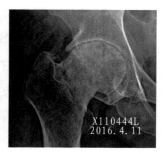

图 10-12a 治疗前 X 线片显示　　图 10-12b 治疗后 X 线片显示

病例 164

　　李某，女，59 岁，患者有强直性脊柱炎合并左侧股骨头骨结构破坏。2014 年 1 月患者疼痛难忍，治疗前 X 线片显示：左侧髋关节间隙消失，关节僵直，股骨头骨结构破坏、骨密度减低。经黄氏疗法治疗后，患者疼痛明显消失，功能正常，生活可自理。2018 年 9 月 25 日 X 线片显示：关节间隙出现，股骨头轮廓线清晰、头圆润光滑，骨量增加，骨密度均匀（图 10-13a 和图 10-13b）。

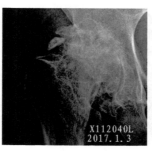 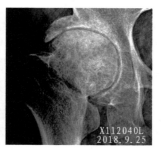

图 10-13a　治疗前　　　　图 10-13b　治疗后
　X 线片显示　　　　　　　X 线片显示

第十一章

人工关节松动、下沉的典型病例图谱

📋病例 165

罗某，男，72 岁，俄罗斯国籍。患者右侧股骨头坏死置换人工关节术后，导致假体松动下沉、周围骨床骨质疏松。2001 年在俄罗斯医院行右侧股骨头人工假体置换术，2003 年出现假体周围骨床骨质松动、下沉，行走困难。2003 年 11 月 10 日治疗前 X 线片显示：大粗隆处灰度 95 级、小粗隆处灰度 133 级。经黄氏疗法治疗后，2004 年 5 月 13 日 X 线片显示：骨床骨质疏松改善，骨密度提高，骨量增加，股骨大粗隆同一坐标处骨灰度 138 级，提高 43 级；小粗隆同一坐标骨灰度 177 级，提高 44 级。假体稳固，延长假体的使用年限（图 11-1a、图 11-1b、图 11-1c 和图 11-1d）。

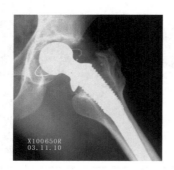

图 11-1a 治疗前 X 线片股骨大粗隆处
灰度值情况

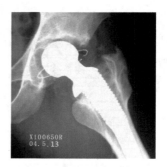

图 11-1b 治疗后 X 线片股骨大粗隆
灰度值增加情况

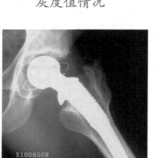

图 11-1c 治疗前 X 线片股骨小粗隆处
灰度值情况

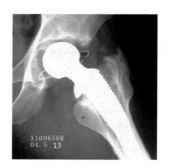

图 11-1d 治疗后 X 线片股骨小粗隆
灰度值增加情况

📋病例 166

张某，男，43 岁，2011 年 2 月行置换人工关节术后。2013 年 1 月患者出现假体骨床骨质松动、下沉，疼痛不能行走，持双拐行走。2013 年 5 月 21 日治疗前 X 线片显示：大粗隆处灰度 77 级、小粗隆处灰度 110 级。经黄氏疗法治疗后，走路较前有力稳定。2016 年 7 月 5 日 X 线片显示：骨密度提高，骨量增加，大粗隆处同一坐标处灰度 178 级，提高了灰度 101 级；小粗隆同一坐标处灰度 166 级，提高了灰度 56 级，假体稳固，延长使用年限，假体周围骨床骨密度增强（图 11-2a、图 11-2b、图 11-2c 和图 11-2d）。

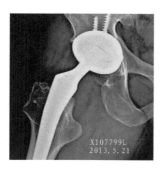

图 11-2a 治疗前 X 线片股骨大粗隆处
灰度值情况

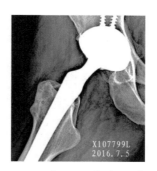

图 11-2b 治疗后 X 线片股骨大粗隆
灰度值增加情况

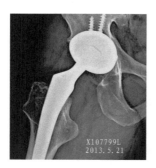

图 11-2c 治疗前 X 线片股骨小粗隆处
灰度值情况

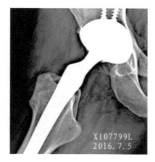

图 11-2d 治疗后 X 线片股骨小粗隆
灰度值增加情况

病例 167

杨某，女，51 岁，左侧股骨头坏死置换人工关节术后。患者假体松动下沉，骨质疏松。2010 年 5 月患者腹股沟及膝关节疼痛，下肢疼痛难忍，不能行走。2014 年 1 月 14 日治疗前 X 线片显示：股骨大粗隆处灰度 39 级、小粗隆处灰度 99 级。经黄氏疗法治疗后，2017 年 2 月 11 日 X 线片显示：骨密度提高，骨量增加，股骨大粗隆同一坐标处灰度 140 级，较治疗前提高了 101 级；小粗隆同一坐标处灰度 154 级，提高了 55 级。患者假体稳固，延长使用年限，假体周围骨床骨质疏松改善（图 11-3a 和图 11-4b）。

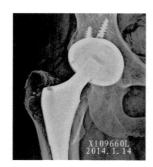

图 11-3a 治疗前 X 线片股骨大粗隆处
灰度值情况

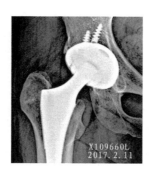

图 11-3b 治疗后 X 线片股骨大粗隆
灰度值增加情况

第十二章

其他部位骨坏死典型病例图谱

一、距骨骨坏死

病例 168

蔡某，男，19 岁，患者因车祸致右侧距骨骨坏死。术前表现为行走疼痛，屈伸不利，跛行。治疗前（1999 年 10 月 25 日）X 线片显示：右侧踝关节间隙部分狭窄，距骨变形，骨小梁稀疏、紊乱。经黄氏疗法治疗后，患者行走无疼痛，关节活动灵活。2001 年 5 月 4 日进行检查，X 线片显示右侧踝关节间隙清晰，距骨轮廓线饱满、光滑，死骨清除，骨密度均匀增高，关节间隙改善（图 13-1a 和图 12-1b）。

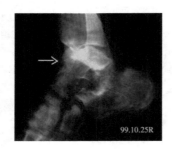 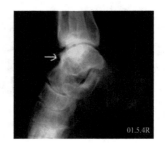

图 12-1a　治疗前 X 线片信息增强显示　　　　图 12-1b　治疗后 X 线片信息增强显示

病例 169

史蒂芬，男，33 岁，法国国籍。患者因外伤导致右侧距骨骨坏死。2002 年摔伤在法国医院行三根螺纹钉固定术，2003 年右侧踝关节出现疼痛、关节肿胀、不能行走。治疗前（2003 年 12 月 8 日）X 线片检查显示：距骨碎裂坏死，边缘不整，胫距关节间隙变窄，跟距关节模糊。经黄氏疗法治疗后，患者疼痛已消失，可正常行走。2005 年 9 月 19 日进行 X 线片检查，显示距骨结构已修复，关节间隙趋于正常（图 13-2a 和图 12-2b）。

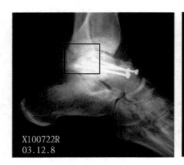 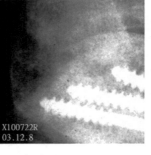 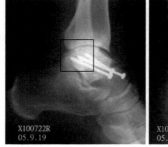 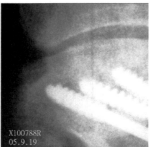

图 12-2a　治疗前 X 线片显示　　　　　　　　图 12-2b　治疗后 X 线片显示

病例 170

申某，女，72 岁，因长期累积性损伤导致双侧距骨坏死。患者重体力劳动 30 年，导致双踝关节疼痛、肿胀。2008 年患者不能行走，屈伸不利，功能受限，持双拐。2008 年 9 月 23 日患者进行治疗前的 X 线片检查，显示距骨破坏，间隙狭窄、表面不光滑、囊性改变。经黄氏疗法治疗后，患者肿胀消失，双踝关节功能改善，能够正常行走。2010 年 4 月 9 日进行 X 线片检查，显示死骨清除新骨生长，胫距关节间隙改善，距骨表面光滑、饱满，距骨内囊性变被新生骨小梁充填，骨密度均匀致密（图 12-3a、图 12-3b、图 12-3c 和图 12-3d）。

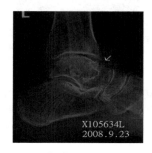

图 12-3a　治疗前左侧踝关节 X 线片
信息增强显示

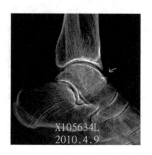

图 12-3b　治疗后左侧踝关节 X 线片
信息增强显示

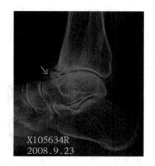

图 12-3c　治疗前右侧踝关节 X 线片
信息增强显示

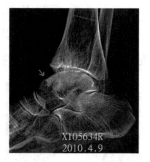

图 12-3d　治疗后右侧踝关节 X 线片
信息增强显示

病例 171

马某，男，42 岁，因长期累积性损伤导致双侧距骨坏死。患者重体力劳动多年，导致双踝关节疼痛、肿胀、功能受限。2013 年 8 月 17 日进行治疗前的 X 线片检查，显示距骨骨质破坏、有囊性改变。经黄氏疗法治疗后，2014 年 2 月 22 日进行 X 线片检查，显示死骨清除长新骨，胫距关节间隙有所改善，距骨表面光滑、饱满，囊性变被新生骨小梁充填，骨密度均匀增高（图12-4a、图 12-4b、图 12-4c 和图 12-4d）。

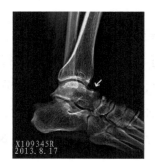

图 12-4a　治疗前右侧踝关节 X 线片
信息增强显示

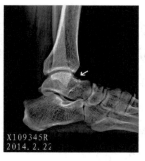

图 12-4b　治疗后右侧踝关节 X 线片
信息增强显示

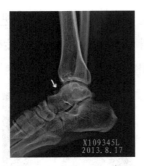 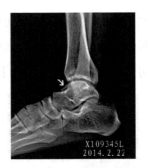

图 12-4c 治疗前左侧踝关节 X 线片　　　　　图 12-4d 治疗后左侧踝关节 X 线片
信息增强显示　　　　　　　　　　　　　　信息增强显示

病例 172

　　金某，男，54 岁，患者因外伤导致左足距骨坏死，表现为关节疼痛、肿胀、功能受限、跛行。2014 年 11 月 4 日进行治疗前的 X 线片检查，显示距骨轮廓线不光滑、扁平变形、骨结构破坏，跟距关节模糊，舟距间隙变窄。经黄氏疗法治疗后，2015 年 11 月 20 日进行 X 线片显示：距骨结构已修复、表面光滑，关节间隙趋于正常，患者功能接近正常（图 12-5a 和图 12-5b）。

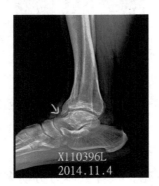 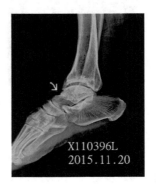

图 12-5a 治疗前 X 线片信息增强显示　　　　图 12-5b 治疗后 X 线片信息增强显示

二、舟状骨骨坏死

病例 173

　　李某，男，17 岁，杂技演员。患者因长期累积性损伤导致双侧足舟状骨坏死、距骨坏死。患者长期高强度训练，导致双踝关节部疼痛、关节肿胀、跛行、屈伸不利，持双拐行走。2003 年 7 月 16 日进行治疗前的 X 线片检查，显示舟状骨有部分吸收，距骨骨质破坏，关节间隙狭窄，距骨表面不光滑。经黄氏疗法治疗后，2005 年 4 月 14 日进行 X 线片检查，死骨清除，新骨生长，舟距关节间隙恢复正常，骨密度均匀致密。关节功能改善，患者可正常行走（图 12-6a、图 12-6b、图 12-6c 和图 12-6d）。

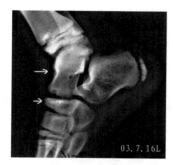

图 12-6a　治疗前左侧踝关节 X 线片
信息增强显示

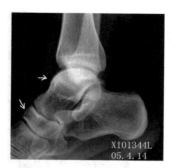

图 12-6b　治疗后左侧踝关节 X 线片
信息增强显示

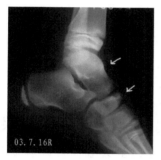

图 12-6c　治疗前右侧踝关节 X 线片
信息增强显示

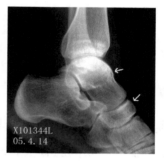

图 12-6d　治疗后右侧踝关节 X 线片
信息增强显示

病例 174

杨某，男，7 岁。由于长期累积性损伤，患者出现了右侧足舟状骨坏死。患者进行了长期高强度训练，踝关节部疼痛、关节肿胀，并出现了跛行和屈伸不利。治疗前 X 线片显示：舟状骨有部分吸收骨质破坏，间隙增宽，骨结构改变。经过黄氏疗法治疗后 X 线片显示：死骨已清除，新骨已生长，关节间隙恢复正常，骨密度均匀（图 12-7a 和图 12-7b）。

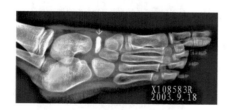

图 12-7a　治疗前 X 线片信息增强显示

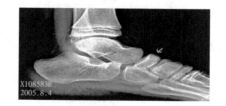

图 12-7b　治疗后 X 线片信息增强显示

病例 175

边某，男，7 岁。患者因外伤而出现右足舟骨坏死。患者曾因踝关节扭伤而疼痛 1 年之久，病情逐渐加重，走路也变得困难。治疗前 X 线片显示：舟骨部分吸收，舟距间隙增宽，骨结构破坏。经过黄氏疗法治疗后，右踝关节痛消失，功能恢复正常。治疗后 X 线片显示：舟骨结构已得到修复，距骨表面光滑，舟距间隙也恢复正常（图 12-8a 和图 12-8b）。

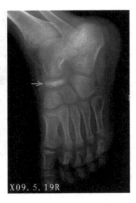

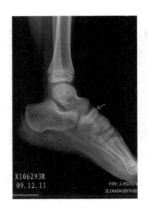

图 12-8a　治疗前 X 线片信息增强显示　　　　图 12-8b　治疗后 X 线片信息增强显示

三、肱骨头坏死

病例 176

　　吕某，男，39 岁，患者因酗酒而导致了双侧肱骨头坏死。患者曾有双肩部疼痛长达两年之久。治疗前 X 线片显示：双侧肱骨头骨结构破坏，轮廓线不清晰，全头散在囊性病变和死骨。经过黄氏疗法治疗后 X 线片显示：双侧肱骨头轮廓线清晰，囊性破坏已被新生骨小梁充填，骨结构重建修复（图 12-9a、图 12-9b、图 12-9c 和图 12-9d）。

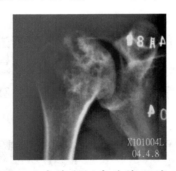

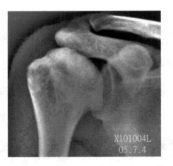

图 12-9a　治疗前左侧肩关节 X 线片显示　　　图 12-9b　治疗后左侧肩关节 X 线片显示

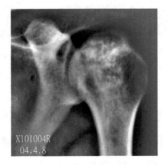

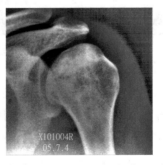

图 12-9c　治疗前右侧肩关节 X 线片显示　　　图 12-9d　治疗后右侧肩关节 X 线片显示

第十三章

其他骨病的典型病例图谱

一、骨不连

病例 177

周某，男，7岁，患者由于骨纤维瘤多次术后而导致左侧胫骨上 1/3 "骨不连"。治疗前 X 线片显示：内固定后骨折端没有连接。经过黄氏疗法治疗后 X 线片显示：骨折断端有新生骨小梁通过，胫骨上 1/3 可见新生骨小梁纹理结构，骨密度增强。骨折已连接且患者可以正常行走（图 13-1a 和图 13-1b）。

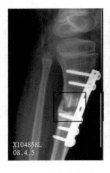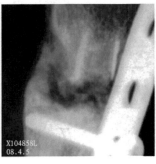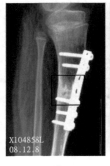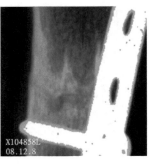

图 13-1a 治疗前 X 线片显示　　　　　图 13-1b 治疗后 X 线片显示

病例 178

欧阳某，女，36岁。患者因外伤而导致左侧肱骨上段骨折术后骨不连。治疗前 X 线片显示：内固定后骨折端没有连接。经过黄氏疗法治疗后 X 线片显示：骨折断端有新生骨小梁通过，肱骨上段可见新生骨小梁纹理结构，骨密度增强，骨折已连接（图 13-2a 和 13-2b）。

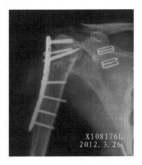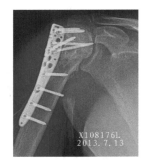

图 13-2a 治疗前 X 线片显示　　　　　图 13-2b 治疗后 X 线片显示

二、腰椎弓峡部崩裂

病例 179

李某，男，18岁，患者由于外伤而导致腰椎弓峡部崩裂。他的父亲 10 年前曾因股骨头坏死在该院治愈，因此带儿子前来就诊。治疗前 X 线片显示：第三腰椎崩裂，滑脱形成游离骨块，椎体轮廓线断裂。经过黄氏疗法治疗后 X 线片显示：第三腰椎椎体已得到修复，骨量增加，骨密度均匀，腰椎生理曲线正常。患者可以站立行走（图 13-3a 和图 13-3b）。

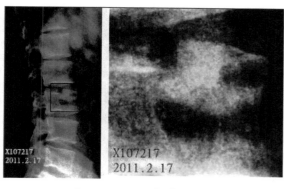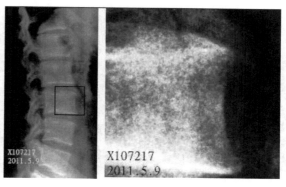

图 13-3a 治疗前 X 线片显示　　　　图 13-3b 治疗后 X 线片显示

病例 180

黄某，女，60 岁，患者因外伤而导致第三腰椎压缩性骨折。患者感到腰部疼痛并向足跟放射，伴有下肢麻木和翻身困难，无法下地活动。治疗前患者腰椎核磁显示第三腰椎塌陷、水肿，骨小梁断裂。经黄氏疗法治疗 3 个月后，腰椎核磁显示第三腰椎水肿消失，至 2023 年 3 月 18 日复查，第三腰椎形态饱满，骨量增加。患者腰部活动自如（图 13-4a、图 13-4b 和图 13-4c）。

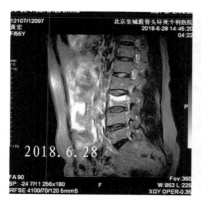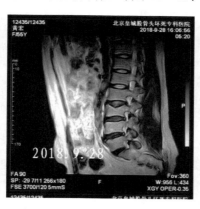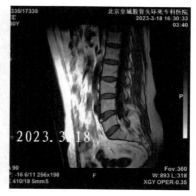

图 13-4a 治疗前核磁显示　　　图 13-4b 治疗后核磁显示　　　图 13-4c 复查后核磁显示

三、膝关节骨性关节炎

病例 181

马某，女，77 岁，患者被诊断为左侧膝关节骨性关节炎。5 年来患者一直有左膝关节间断性疼痛，伴下肢浮肿，无法行走，只能坐轮椅代步，功能受到严重限制。治疗前 X 线片显示：左侧膝关节内缘变窄，胫骨上端及股骨下端内外缘骨皮质线变薄，中心区和内缘骨小梁稀疏紊乱及囊性改变。经黄氏疗法治疗后患者疼痛症状已消失，行走恢复正常。治疗后 X 线片显示：膝关节轮廓线清晰，囊变区有新生骨小梁生长，骨密度增加（图 13-5a 和图 13-5b）。

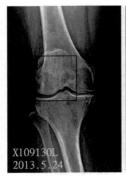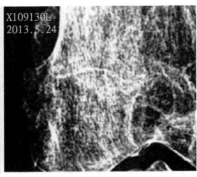 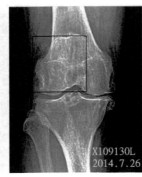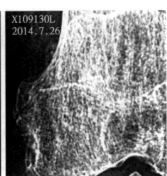

图 13-5a　治疗前 X 线片显示　　　　　图 13-5b　治疗后 X 线片显示

附录一 黄克勤教授生平照片精选

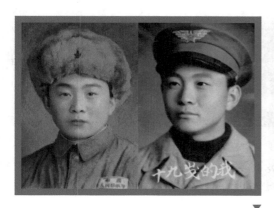

1951 年，年仅 16 岁的黄克勤为了保家卫国，毅然报名参军入伍，成为抗美援朝志愿军。由于表现突出，确有所长，后被推荐到东北军区空军干部学校医训班进行学习。

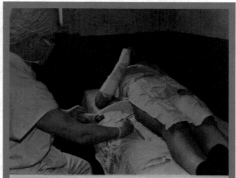

1983 年，黄克勤写道："人生之路艰难，创业更难，做出点成就还难，被人们承认难上加难。难的前面，将是科技上的突破。有志者——向传统医学挑战。"

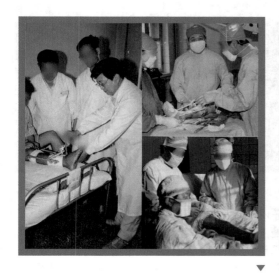

20 世纪 70～80 年代，黄克勤为患者进行外固定手术及术后检查时的情景。

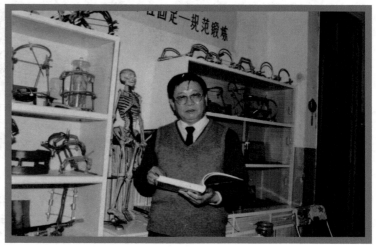

20 世纪 80 年代，黄克勤发明的多功能外固定支架，可固定全身各种骨折。这项科研成果对现代意外损伤、自然灾害和战伤中出现的大批骨伤患者的治疗具有重要意义，其发明的"力臂式外固定器"解决了非手术治疗股骨颈骨折这一难题。

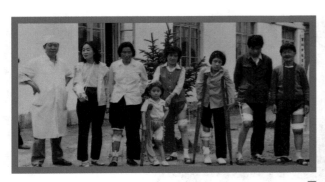

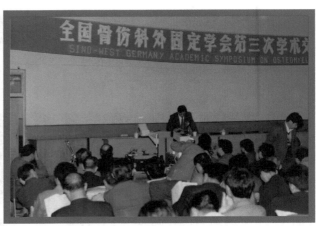

20世纪80年代，黄克勤（左一）与采用外固定方法治疗的患者合影。黄克勤在《医学临床科研资料图片卡》中写道："力臂式外固定器治疗骨折，不开刀，损伤小，痛苦少，方法简单，容易掌握，患者下床早，功能恢复好，愈合快，减轻护理工作量，体现了社会效益。"

1984年，黄克勤当选为全国骨伤科外固定学会副秘书长。

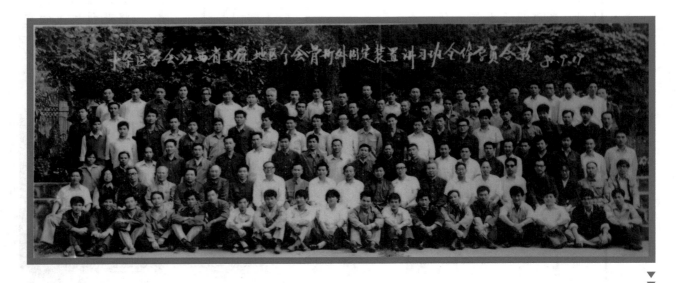

为了骨伤科事业的发展，使"骨穿针外固定疗法"得以迅速推广，1984年，全国骨伤科外固定学会理事长、副秘书长黄克勤与相关专家同行，足迹遍布辽宁、河南、河北、甘肃、青海、江苏，后又至湖南、湖北、福建、江西等地，经过三年，行程近两万四千里，传播外固定疗法。当时，卫生部组织赴老山前线某慰问团将黄克勤参与主编的《骨科复位固定器疗法》一书赠送给某野战医院，引起了很大反响。外固定器被赞誉为"八十年代的小夹板"，骨穿针外固定疗法成为"中西医结合治疗骨伤科疾病的重大科研成果"。上图为黄克勤在江西上饶讲学时与全体学员的合影（前二排右十为黄克勤）。

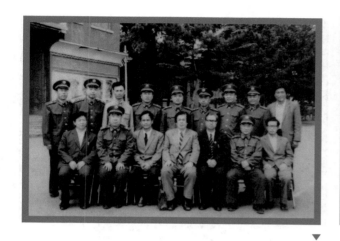

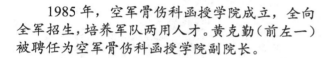

1985年，空军骨伤科函授学院成立，全向全军招生，培养军队两用人才。黄克勤（前左一）被聘任为空军骨伤科函授学院副院长。

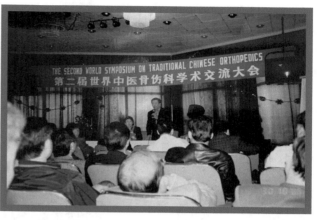

1989年，黄克勤在第二届世界中医骨伤科学术交流大会上作主题发言。2002年担任世界中医骨伤科联合会常务副主席、专家委员会副主任，2008～2012年担任总顾问。

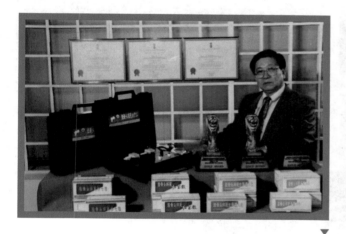

1993年，黄克勤发明的股骨头坏死系列疗法获新加坡国际发明博览会三项金狮奖。

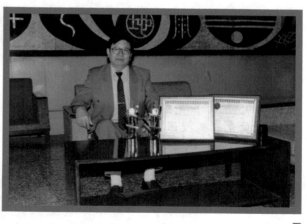

1994年，黄克勤发明的股骨头坏死系列疗法获美国国际博览会两项克里斯托金奖。

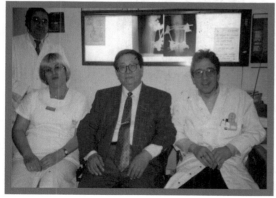

1995年，黄克勤教授（前中）应邀到法国讲学，与法国专家合影留念。

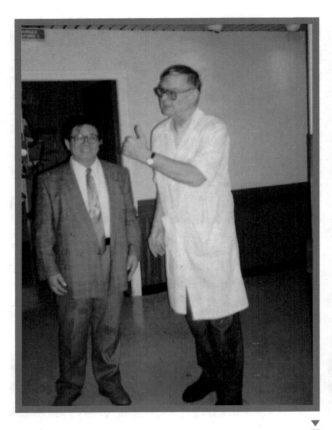

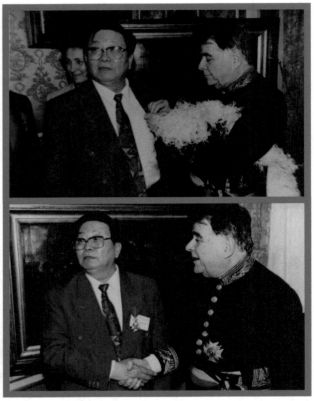

1995年，黄克勤应邀到英国讲学，英国专家称赞黄克勤教授医术高超。

1996年，在第45届尤里卡世界发明博览会上，黄克勤教授获得比利时授予的"骑士勋章"，比利时副首相为其佩戴勋章。

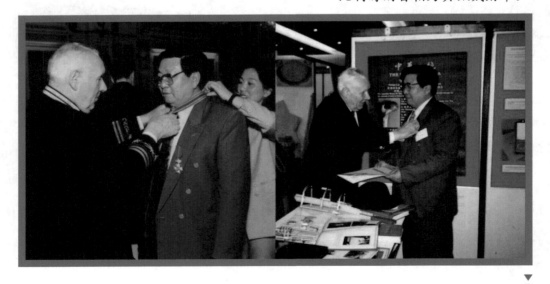

1996年，在第45届尤里卡世界发明博览会上，黄克勤教授获得奥地利授予的"发明者勋章"和西班牙授予的"十字勋章"，大会组委会主席为其佩戴勋章。

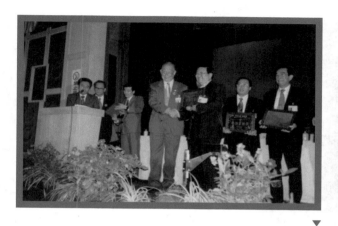

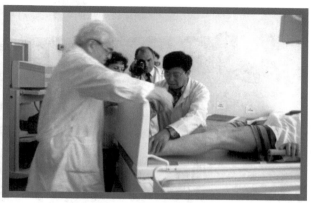

1998 年，黄克勤教授荣获世界骨伤科联合会学术交流大会"特别贡献奖"，尚天裕教授为其颁奖。

图为 1999 年，黄克勤教授在莫斯科中央某医院讲学期间，指导医生进行髋关节影像学检查时的情景。

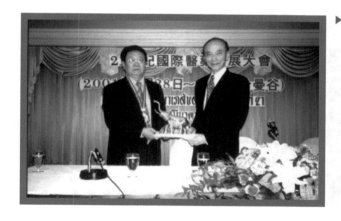

2001 年 3 月，黄克勤（左）发明的"股骨头坏死新疗法"荣获 21 世纪国际医药发展大会最高奖——金像奖，组委会主席为其颁奖。

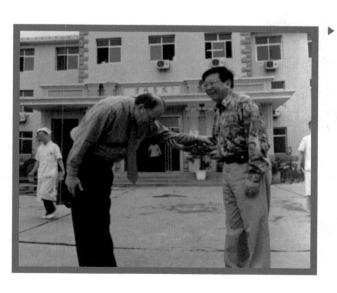

2002 年，英国医学博士 Evert 来医院考察，对黄克勤教授采用中医方法治疗股骨头坏死所取得的满意疗效非常敬佩，医学博士深深鞠躬，以表达对黄克勤教授的敬意。

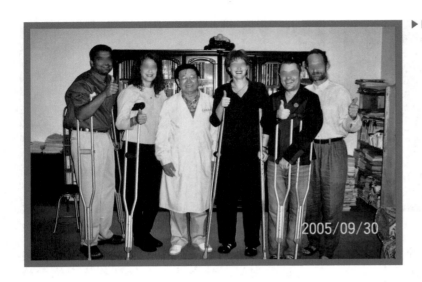

2005年，美国、英国、罗马尼亚、印度、俄罗斯等国患者取得满意疗效。

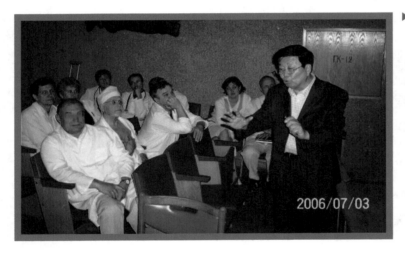

2006年，黄克勤教授应邀到莫斯科讲学，为当地医生进行授课。

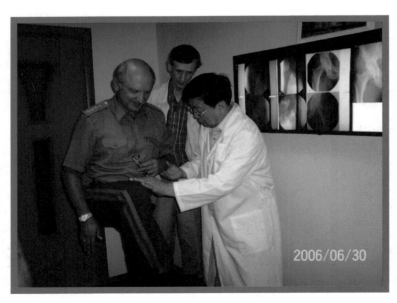

2006年，俄罗斯某高级官员患股骨头坏死，经黄克勤教授治疗后，髋关节功能恢复正常。

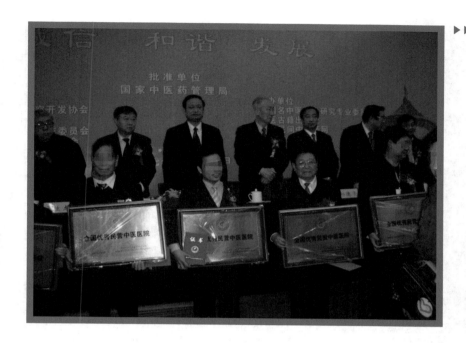

2007 年，在国家中医药管理局首届优秀民营医疗机构评选活动中，医院荣获"全国优秀民营中医医院"称号，黄克勤教授（前左二）荣获"全国优秀民营中医医院院长"称号。

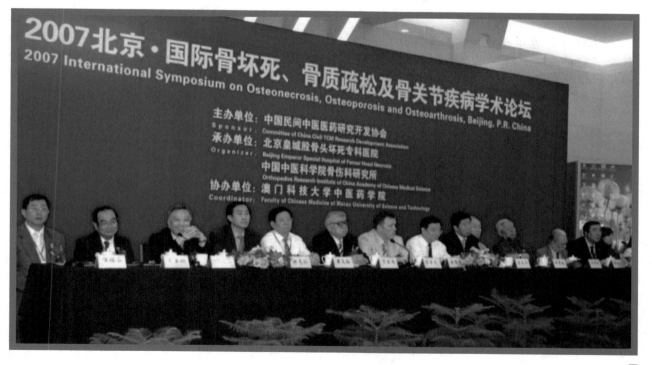

　　北京皇城股骨头坏死专科医院在人民大会堂成功举办了 2007 北京国际骨坏死、骨质疏松及骨关节疾病学术论坛。时任全国政协副主席、民盟中央副主席张梅颖发来贺词，国家中医药管理局副局长房书亭出席，国家中医药管理局副局长李大宁讲话，世界针联终身名誉主席、中国民间中医医药研究开发协会名誉会长王雪苔和来自全国各地，以及俄罗斯、马来西亚等 24 个国家与地区的 200 多位专家学者参加了会议，就骨科疾病的防治与研究进行了深入探讨。

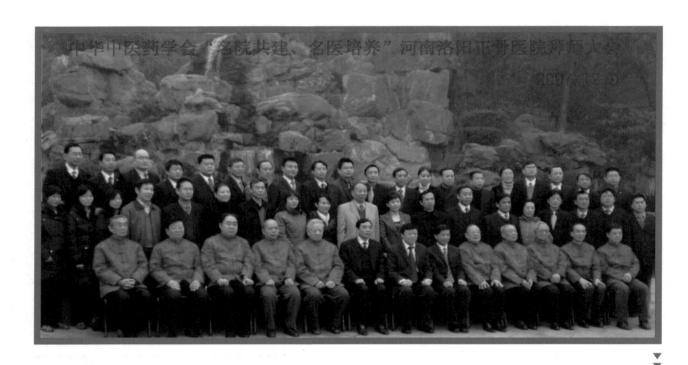

　　2007 年，在中华中医药学会"名院共建，名医培养"河南洛阳正骨医院拜师大会上，黄克勤教授（前排左二）与国医大师刘柏龄、李同生、韦贵康教授等 12 位专家被河南洛阳正骨医院特聘为师承指导老师，与时任国家中医药管理局副局长吴刚、中华中医药学会秘书长李俊德等领导合影。

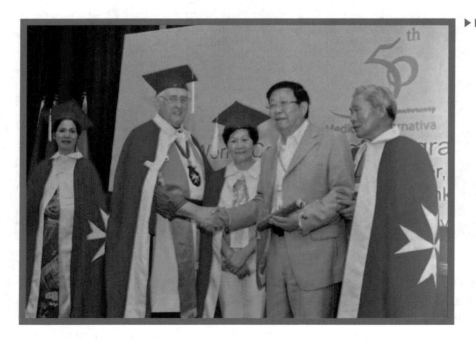

　　2012 年，黄克勤教授应邀参加了在斯里兰卡举行的"第 50 届世界传统医学大会"，荣获"世界传统医学杰出贡献奖"，图为大会主席为其颁奖。

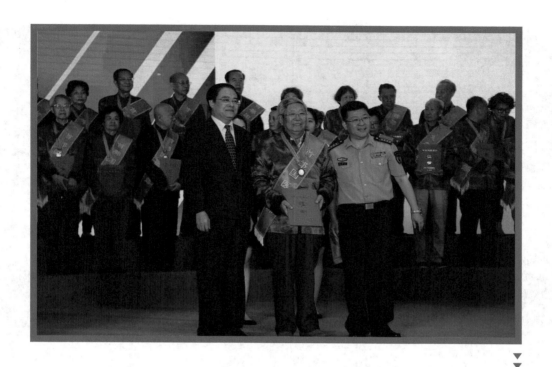

2017年，北京市卫生和计划生育委员会、北京市中医管理局授予黄克勤教授"首都国医名师"荣誉称号。

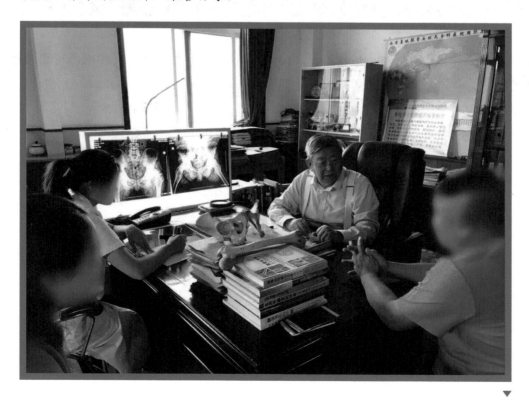

2018年，黄克勤教授克服身体病痛，坚持来医院为患者进行会诊。

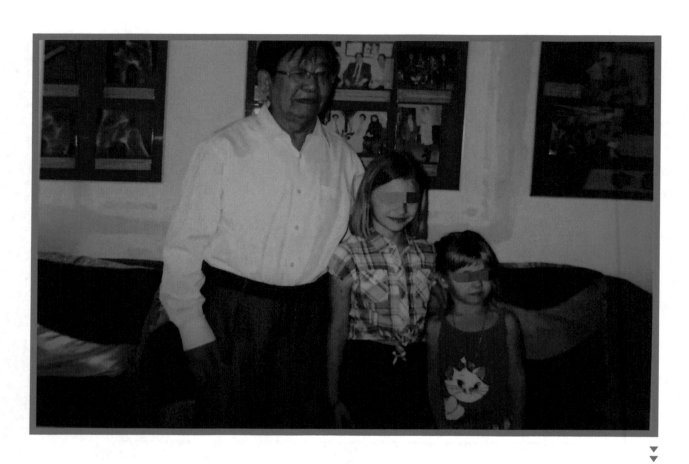

哈萨克斯坦患儿（左二，Pavlova，女，10岁），诊断为左侧股骨头坏死，现已治愈，图为姐妹俩与黄克勤教授合影留念

附录二　黄克勤教授主要学术成就

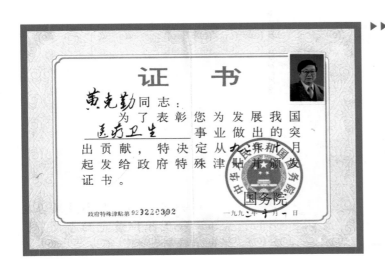

中华人民共和国卫生部

关于推广《骨穿针外固定疗法》的通知

卫医司发（1992）第65号

各省、自治区、直辖市、计划单列市卫生厅（局）医政处、部直有关单位医务处：

吉林省吉林市龙潭人民医院黄克勤院长等同志在中国中医研究院骨伤科研究所尚天裕教授指导下研究发明的骨穿针外固定疗法及器械业已通过全国骨伤科外固定学会、黑龙江省科学技术委员会、林业部等有关部门的鉴定，获得多项奖励，取得了国家专利，并发表专著。

我们认为该疗法具有较高的科学性和广泛的实用性，对于提高骨伤的临床处理疗效，特别对于大规模灾难事故成批伤员的骨伤处理有很大意义。因此决定向全国推广普及。并委托吉林骨伤科外固定医疗中心几班全国性的《骨穿针外固定疗法》讲习

1992年，卫生部下发卫医司发（1992）第65号文件，向全国推广黄氏"骨穿针外固定疗法"。黄氏"骨穿针外固定疗法"包括8大系列和42套外固定器械，适用于各种疑难骨折、四肢骨折、关节内骨折、不规则骨折的治疗，以及X型腿、O型腿、肢体不等长的矫治。为此，黄克勤获得了7项国家专利和9项科研成果奖。

证　书

黄克勤同志：
为了表彰您为发展我国医疗卫生事业做出的突出贡献，特决定从　　年　月起发给政府特殊津贴并颁发证书。

政府特殊津贴第92322C392　　一九九二年十月一日

国务院

1992年，黄克勤获得国务院政府特殊津贴。

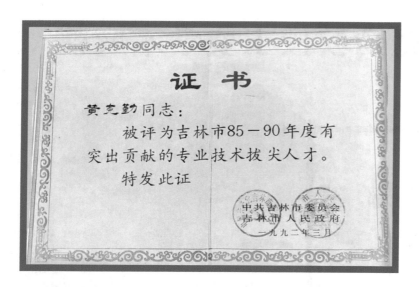

1992年，黄克勤被吉林市委、市政府评为"有突出贡献的专业技术拔尖人才"。

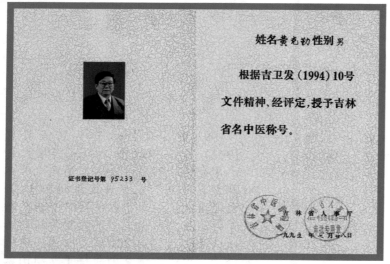

1995年，黄克勤被吉林省人事厅及吉林省中医管理局授予"吉林省名中医"称号。

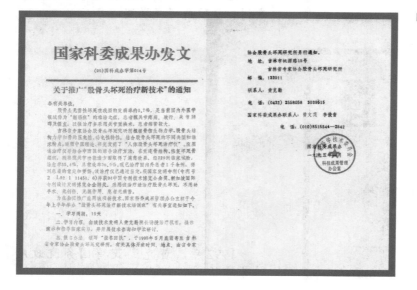

1995年，国家科委成果办发文，向全国推广黄克勤"股骨头坏死治疗新技术"。

国家中医药管理局办公室文件

国中医药办发〔2003〕34 号

国家中医药管理局办公室关于印发 2003 年度
中医药科技成果推广项目的通知

各省、自治区、直辖市卫生厅局、中医药管理局，局直属单位及各有关单位：

2003 年度国家中医药管理局中医药科技成果推广项目申报评审工作已经结束，现予以公布（见附件）。

我局委托中国中医药科技开发交流中心作为中医药科技成果推广项目的组织实施单位，请你们积极支持他们的工作，按照有关规定规范运作，以便更好更快地促进中医药科技成果转化为现实生产力。

附件：2003 年度国家中医药管理局中医药科技成果推广项目一览表

二〇〇三年八月二十二日

附件

2003 年度国家中医药管理局中医药科技成果推广项目一览表

编号	项目名称	推荐单位	类别
1	糖尿病三型辨证及中西医结合诊疗方法	中国中医药学会糖尿病专业委员会 北京国际糖尿病医学研究中心	诊疗方法
2	"骨宁"在调节血瘀中的应用	同济大学附属铁路医院	诊疗方法
3	石龙中风单元疗法	天津中医学院第一附属医院 天津长龙药业集团有限公司	诊疗方法
4	股骨头坏死诊疗方法	北京皇城股骨头坏死专科医院	诊疗方法
5	膜腐病中西医结合诊疗方法	中山大学中山眼科中心 广东众生药业股份有限公司	诊疗方法
6	中西医结合诊疗踝趾外翻及相关畸形	中国中医研究院骨伤科研究所	诊疗技术
7	通络中药计算机咨询系统	上海柏康中医科技有限公司	咨询
8	数字可视化技术在中药鉴定中的应用	中国人民解放军三〇二医院	数字
9	并参优良品种高产优质底苗培技术	中国药科大学	种植技术
10	中成药颗粒剂生产工艺	天津春发药业有限公司	制药工艺

2003 年，国家中医药管理局印发通知，"股骨头坏死诊疗方法"获得国家中医药管理局中医药科技成果推广项目。

北京市中医管理局

京中医政〔2002〕14 号

关于批准北京市中医管理局重点专科
（专病）项目建设单位的通知

北京皇城股骨头坏死专科医院：

根据你单位申报的"北京市中医管理局重点专科（专病）建设项目的申请"，经我局组织有关专家，按照《北京市中医管理局重点专科（专病）项目建设方案》标准与要求，对全市申报的专科（专病）项目进行整体发展建设、特色优势与医疗水平、科技创新与中医药开发、人才梯队与医学教育、特色专科组织管理与网络协作建设五个方面的评估、论证和评分后，上报我局进行审核。依据专家组推荐，经研究我局 2002 年度将确定 14 个专科（专病）项目列入北京市中医管

理局重点专科（专病）项目建设范围，其中 10 个立项资助建设单位，4 个立项不资助建设单位（项目名单见附件 1）。建设周期二年（2002 年 3 月 1 日－2004 年 3 月 1 日）。我局将组织有关专家，于 2002 年年底对你单位确定的专科（专病）项目建设单位进行年度实地检查。

为了加强对重点专科（专病）项目的管理，保证项目建设的顺利实施，使建设取得实效，要求北京市中医管理局确定的重点专科（专病）项目建设单位制定详细的项目建设计划，认真填写重点专科（专病）项目建设计划书。希望你单位在重点专科（专病）上，突出中医特色，努力探索中医临床学科建设和中医优势学科建设，推动我市中医临床整体学术水平的提高。

二〇〇二年二月二十六日

主题词：中医　专科（专病）　建设　通知

北京市中医管理局办公室　　　　2002 年 2 月 26 日印发

共印 25 份

2002 年，北京市中医管理局发文，北京皇城股骨头坏死专科医院的专科（专病）项目被列入北京市中医管理局重点专科（专病）项目建设范围。

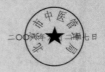

北京市中医管理局

京中医政字〔2006〕41 号

关于北京皇城股骨头坏死专科医院
确定二级中医专科医院的批复

昌平区卫生局：

根据昌卫医发[2004]237 号"关于北京皇城股骨头坏死专科医院申请评审二级医院的请示"及北京皇城股骨头坏死专科医院上报的"中医医院评审申请书"，按照国家中医管理局印发的《中医医院分级管理办法与标准》，中医医院评审工作程序、二级中医医院考核评价的有关指标和《北京市中医医院管理评价指南实施细则》、《北京市中医医院管理评价考核办法》的相关规定，我局于 2006 年 6 月 8 日组织专家组对该院院管理、医院服务、医院绩效、医疗质量安全以及医院持续改进、医院满意度等方面，进行了实地综合考核评价。根据专家组评

价意见，经我局研究，同意确定北京皇城股骨头坏死专科医院为二级中医专科医院.

主题词：中医　医院　评价　批复

抄送：国家中医药管理局　北京市卫生局

北京市中医管理局办公室　　　　2006 年 6 月 27 日印发

2006 年，北京市中医管理局确定北京皇城股骨头坏死专科医院为二级中医专科医院。

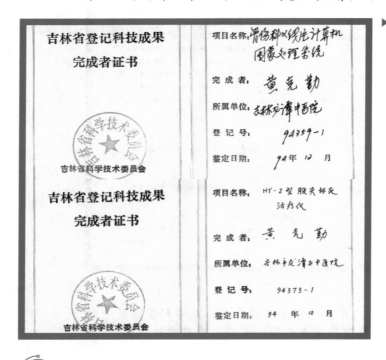

1994 年，通过专家鉴定，黄克勤发明的"骨伤科 X 线片计算机图像处理系统"和"HY-2 型股骨头坏死治疗仪"被确立为吉林省科技成果。

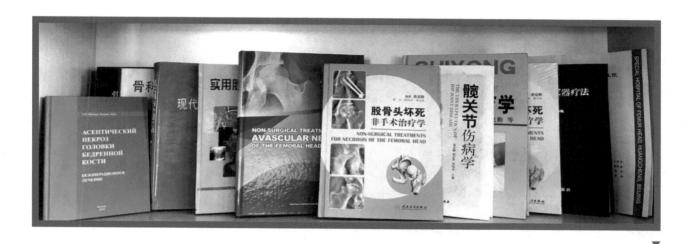

1986～2016年，黄克勤教授共撰写并出版了9部专著，参与撰写了两部研究生教材和4部讲义。撰写学术论文45篇，其中在期刊公开发表17篇，其余收录在学术会议论文集或相关书籍中。

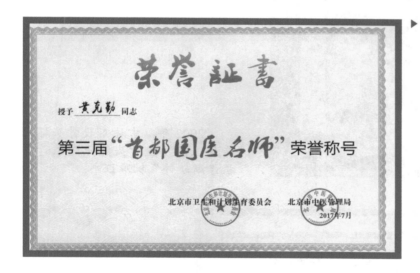

2017年，黄克勤被北京市卫生和计划生育委员会、北京市中医管理局联合授予"首都国医名师"荣誉称号。

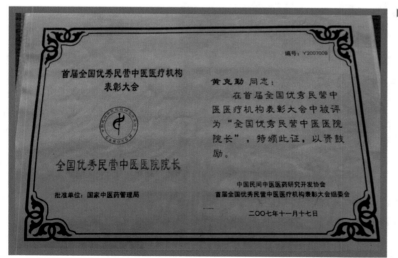

2007年，黄克勤在首届全国优秀民营中医医疗机构表彰大会中被评为"全国优秀民营中医医院院长"。

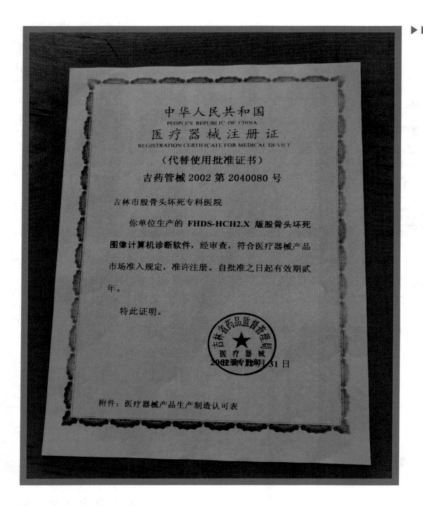

2002年，吉林市股骨头坏死专科医院"股骨头坏死图像计算机诊断软件"批准证书。

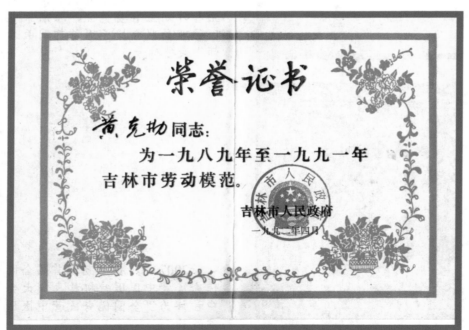

1989～1991年，黄克勤获得"吉林市劳动模范"称号。

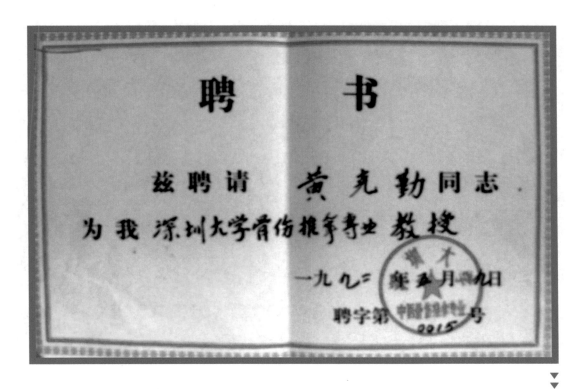

1992 年，黄克勤被聘为深圳大学骨伤推拿专业教授。

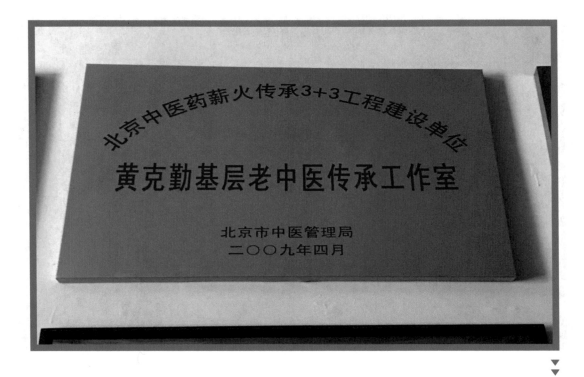

2009 年，北京市中医管理局授牌"黄克勤基层老中医传承工作室"为北京中医药薪火传承 3+3 工程建设单位。

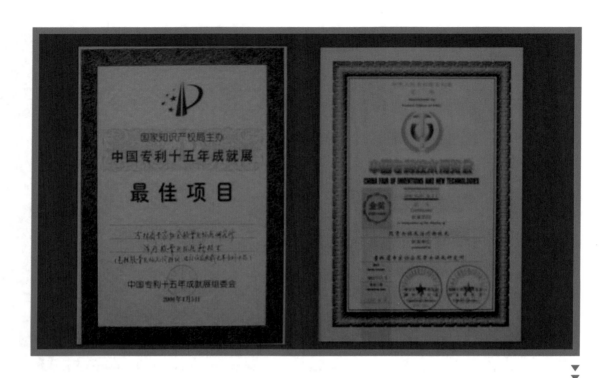

黄克勤治疗股骨头坏死治疗新技术荣获 1994—1999 和 2001 年中国专利技术博览会金奖、中国专利十五年成就展最佳项目奖。

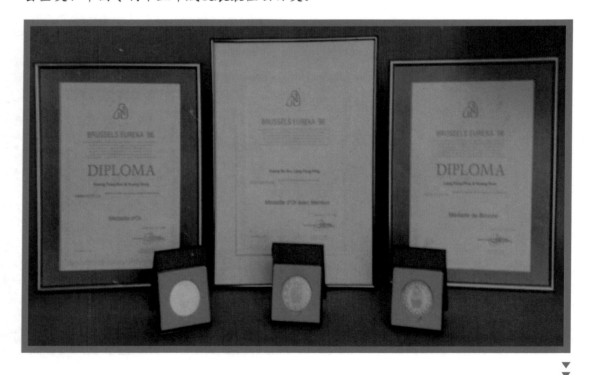

1996 年，在第 45 届尤里卡世界发明博览会上，黄克勤治疗股骨头坏死新技术荣获特别金奖、金奖、铜奖的证书及奖牌。

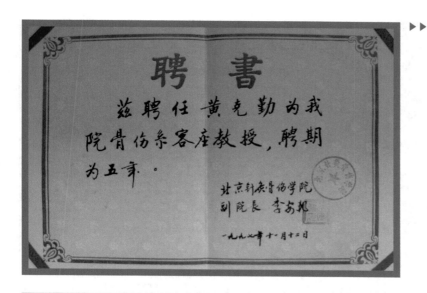

1997 年，黄克勤被聘为北京针灸骨伤学院骨伤系客座教授。

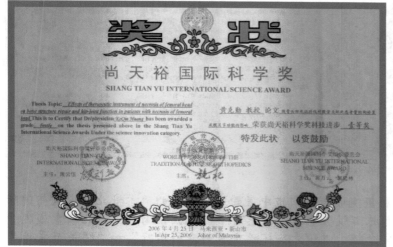

2006 年，黄克勤的论文"股骨头坏死治疗仪对股骨头坏死患者骨结构修复及髋关节功能的影响"荣获尚天裕科学奖科技进步一等奖。

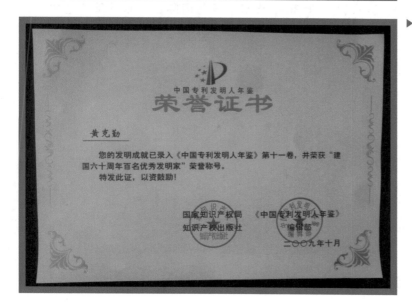

2009 年，黄克勤被国家知识产权局知识产权出版社等评为"建国六十周年百名优秀发明家"荣誉称号，其发明被录入《中国专利发明人年鉴》。

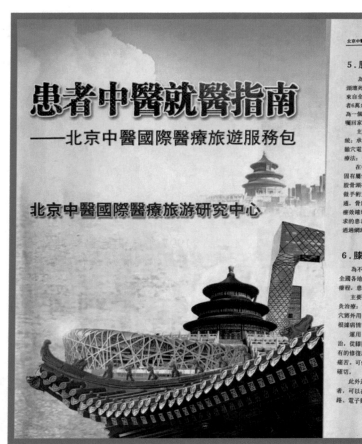

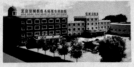

2017 年，北京皇城股骨头坏死专科医院成为北京市中医管理局指定的"首批北京中医药国际医疗服务包单位"。北京中医国际医疗旅游服务包官方《患者中医就医指南》中对北京皇城股骨头坏死专科医院及其疗法进行了中英文介绍。"股骨头坏死中医药专科治疗"和"膝关节骨性关节炎中医药治疗"入选北京市中医管理局发布的"首批30个北京中医药国际医疗旅游服务包项目"。

附录三　黄辉和黄宏教授照片精选

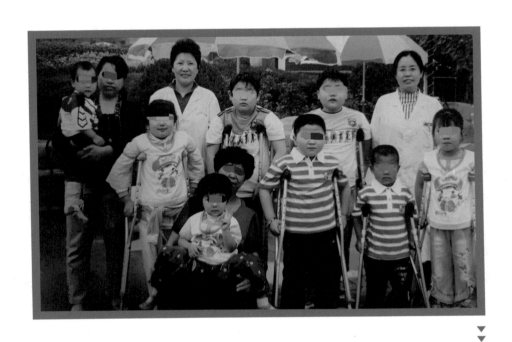

2016年，黄辉院长、黄宏教授与住院的股骨头坏死患儿合影留念。

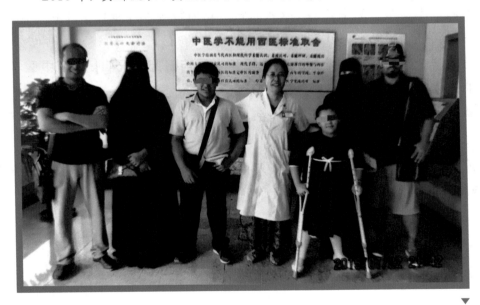

MAJDE，男，12岁，沙特阿拉伯患儿（左三），2015年7月22日治愈后，来医院与黄宏教授合影，并与正在治疗中的父母一起合影留念。

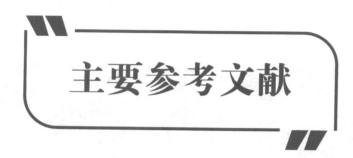

主要参考文献

[1] 国家中医药管理局. 中医病证诊断疗效标准 [M]. 南京：南京大学出版社，1995.

[2] 黄克勤，侯振德，黄宏，等. 实用股骨头坏死诊治 [M]. 北京：人民卫生出版社，1999.

[3] 黄克勤. 实用外固定治疗学 [M]. 北京：北京科学技术出版社，2006.

[4] 黄克勤，黄宏，郎凤萍，等. 股骨头坏死非手术治疗学 [M]. 北京: 人民卫生出版社，2006.

[5] 黄克勤，顾志华，高瑞亭. 髋关节伤病学 [M]. 北京：北京科学技术出版社，2014.

[6] 王岩，朱盛修，袁浩，等. 成人股骨头缺血性坏死疗效评价（百分比）草案 [J]. 骨与关节损伤杂志，1994，9（2）：142-144.

[7] 曾成祥，刘继华. 股骨头缺血性坏死中医药研究概况 [J]. 陕西中医学院学报，1998，21（1）：42-43.

[8] 黄克勤，高瑞亭，顾志华. 股骨头坏死疗法的骨科生物力学研究 [J]. 河北省科学院学报，2005（1）：5-7.

[9] 黄克勤，顾志华，高瑞亭，等. 力电效应对骨重建和修复的影响 [J]. 中国组织工程研究与临床康复，2006，10（29）：115-117.